大医传承文库·疑难病名老中医经验集萃系列

肺癌全国名老中医
治验集萃

主编 丁 霞

全国百佳图书出版单位

中国中医药出版社

·北 京·

图书在版编目（CIP）数据

肺癌全国名老中医治验集萃 / 丁霞主编 . —北京：
中国中医药出版社，2024.1
（大医传承文库 . 疑难病名老中医经验集萃系列）
ISBN 978-7-5132-7958-1

Ⅰ . ①肺… Ⅱ . ①丁… Ⅲ . ①肺病（中医）—中医
临床—经验—中国—现代 Ⅳ . ① R256.1

中国版本图书馆 CIP 数据核字（2022）第 231754 号

中国中医药出版社出版

北京经济技术开发区科创十三街 31 号院二区 8 号楼
邮政编码　100176
传真　010-64405721
保定市中画美凯印刷有限公司印刷
各地新华书店经销

开本 710×1000　1/16　印张 12.25　字数 174 千字
2024 年 1 月第 1 版　　2024 年 1 月第 1 次印刷
书号　ISBN 978 – 7 – 5132 – 7958 – 1

定价　49.00 元
网址　www.cptcm.com

服务热线　010-64405510
购书热线　010-89535836
维权打假　010-64405753

微信服务号　**zgzyycbs**
微商城网址　**https://kdt.im/LIdUGr**
官方微博　**http://e.weibo.com/cptcm**
天猫旗舰店网址　**https://zgzyycbs.tmall.com**

如有印装质量问题请与本社出版部联系（010-64405510）

《肺癌全国名老中医治验集萃》
编委会

学术顾问（按姓氏笔画排序）

刘尚义　李　忠　李济仁　罗　玲

郑卫琴　晁恩祥　高益民

主　　编　丁　霞

副 主 编（按姓氏笔画排序）

王文娟　刘　勇　李　艳　杨　涛

吴　曦　张洪春　程　俊

编　　委（按姓氏笔画排序）

王田田　付　玲　白　莹　刘　剑

刘华蓉　纪超凡　李　黎　杨　哲

陈　健　陈梦琳　皇甫浩静　贾元萍

高　琦　寇明星　赖宗浪

《大医传承文库》
顾 问

顾 问（按姓氏笔画排序）

丁 樱	丁书文	马 骏	王 烈	王 琦	王小云	王永炎
王光辉	王庆国	王素梅	王晞星	王辉武	王道坤	王新陆
王毅刚	韦企平	尹常健	孔光一	艾儒棣	石印玉	石学敏
田金洲	田振国	田维柱	田德禄	白长川	冯建华	皮持衡
吕仁和	朱宗元	伍炳彩	全炳烈	危北海	刘大新	刘伟胜
刘茂才	刘尚义	刘宝厚	刘柏龄	刘铁军	刘瑞芬	刘嘉湘
刘德玉	刘燕池	米子良	孙申田	孙树椿	严世芸	杜怀棠
李 莹	李 培	李曰庆	李中宇	李世增	李立新	李佃贵
李济仁	李素卿	李景华	杨积武	杨霓芝	肖承悰	何立人
何成瑶	何晓晖	谷世喆	沈舒文	宋爱莉	张 震	张士卿
张大宁	张小萍	张之文	张发荣	张西俭	张伯礼	张鸣鹤
张学文	张炳厚	张晓云	张静生	陈彤云	陈学忠	陈绍宏
武维屏	范永升	林 兰	林 毅	尚德俊	罗 玲	罗才贵
周建华	周耀庭	郑卫琴	郑绍周	项 颖	赵学印	赵振昌
赵继福	胡天成	南 征	段亚亭	姜良铎	洪治平	姚乃礼
柴嵩岩	晁恩祥	钱 英	徐经世	高彦彬	高益民	郭志强
郭振武	郭恩绵	郭维琴	黄文政	黄永生	梅国强	曹玉山
崔述生	商宪敏	彭建中	韩明向	曾定伦	路志正	蔡 淦
臧福科	廖志峰	廖品正	熊大经	颜正华	禤国维	

《大医传承文库》
编委会

总 前 言

名老中医经验是中华医药宝库里的璀璨明珠,必须要保护好、传承好、发扬好。做好名老中医的传承创新工作,就是对习近平总书记所提出的"传承精华,守正创新"的具体实践。国家重点研发计划"基于'道术结合'思路与多元融合方法的名老中医经验传承创新研究"项目(项目编号:2018YFC1704100)首次通过扎根理论、病例系列、队列研究以及数据挖掘等定性定量相结合的多元融合研究方法开展名老中医的全人研究,构建了名老中医道术传承研究新范式,有效地解决了此前传承名老中医经验时重术轻道、缺乏全面挖掘和传承的方法学体系和研究范式等问题,有利于全面传承名老中医的道术精华。

在项目组成员共同努力下,最终形成了系列专著成果。《名老中医传承学》致力于"方法学体系和范式"的构建,是该项目名老中医传承方法学代表作。本书首次提出了从"道"与"术"两方面来进行名老中医全人研究,并解析了道术的科学内涵;介绍了多元融合研究方法,阐述了研究实施中的要点,并列举了研究范例,为不同领域的传承工作提供范式与方法。期待未来更多名老中医的道术传承能够应用该书所提出的方法,使更多名老中医的道术全人精华得以总结并传承。本书除了应用于名老中医传承,对于相关领域的全人研究与传承也有参考借鉴作用。基于扎根理论、病例系列等多元研究方法,项目研究了包括国医大师、院士、全国名中医、全国师承指导老师等在内的136位全国名老中医的道与术,产出了多个系列专著。在"大医传承文库·对话名老中医系列"中,我们邀请名老中医讲述成才故事、深入解析名老中医道术形成过程,让读者体会大医精诚,与名老中医隔空对话,仿佛大师就在身边,领略不同大医风采。《走近国医》由课题组负责人、课题组骨干、室站骨干、研究生等组成的编写团队完成,阐述从事本研究工作中的心得体会,展现名老中医带给研究者本人的收获,以期从侧面展现名老中医的道术风采,并为中医科研工作者提供启示与思考。《全国名老中医效方名论》汇集了79位全国名老中医的效方验方名论，是每位名老中医擅治病种的集中体现，荟萃了名老中医本人的道术大成。"大医传承文库·疑难病名老中医经验集萃系列"荟萃了以下重大难治病种著作：《脑卒中全国名老中医治验集萃》《儿科病全国名老中医治验集萃》《慢性肾炎全国名老中医治验集萃》《慢性肾衰竭全国名老中医治验集萃》《2型糖尿病全国名老中医治验集萃》《慢性肝病全国名老中医治验集萃》《慢性阻塞性肺疾病全国名老中医治验集萃》《免疫性疾病全国名老中医治验集萃》《失眠全国名老中医治验集萃》《高血压全国名老中医治验集萃》《冠心病全国名老中医治验集萃》《溃疡性结肠炎全国名老中医治验集萃》《胃炎全国名老中医治验集萃》《肺癌全国名老中医治验集萃》《颈椎病全国名老中医治验集萃》。这些著作集中体现了名老中医擅治病种的精粹，既包括学术思想、学术观点、临证经验，又有典型病例及解读，可以从书中领略不同名老中医对于同一重大难治病的不同观点和经验。"大医传承文库·名老中医带教问答录系列"通过名老中医与带教弟子一问一答的形式，逐层递进，层层剖析名老中医诊疗思维。在师徒的一问一答中，常见问题和疑难问题均得以解析，读者如身临其境，深入领会名老中医临证思辨过程与解决实际问题的思路和方法，犹如跟师临证，印象深刻、领悟透彻。"大医传承文库·名老中医经验传承系列"在扎根理论、处方挖掘、典型病例等研究结果的基础上，生动还原了名老中医的全人道术，既包含名老中医学医及从医过程中的所思所想，突出其成才之路，充分展现了其学术思想形成的过程及临床诊疗专病的经验，又讲述了名老中医的医德医风等经典故事，总结其擅治病种的经验和典型医案。"大医传承文库·名老中医特色诊疗技术系列"展示了名老中医的特色诊法、推拿、针灸等特色诊疗技术。

以上各个系列的成果，期待为读者生动系统地了解名老中医的道术开辟新天地，并为名老中医传承事业做出一份贡献。

以上系列专著在大家协同、团结奋斗下终得以呈现，在此，感谢科技部重点研发计划的支持，并代表项目组向各位日夜呕心沥血的作者团队、出版社编辑人员一并致谢！

总主编　谷晓红

2023年3月

前　言

《肺癌全国名老中医治验集萃》是国家重点研发计划——基于"道术结合"思路与多元融合方法的名老中医经验传承创新研究（NO.2018YFC1704100）之一"名老中医经验研究与推广应用一体化平台构建"（NO.2018YFC1704106）的重要成果。

名老中医是中医理论和临床实践的杰出代表，兼收并蓄前人经验，善于抓住疾病本质，思维严谨，用药精准，是中医从业人员的学习楷模。继承发扬名老中医的学术思想，提高中医临床疗效水平势在必行。为系统呈现名老中医群体治疗肺癌经验，本书荟萃了来自全国4个地区的7位国家级名老中医，分别是国医大师李济仁教授、刘尚义教授、晁恩祥教授，全国老中医药专家学术经验继承工作指导老师高益民教授、郑卫琴教授、罗玲教授，著名中医肿瘤临床专家李忠教授。他们在肺癌治疗领域独具特色，在全国享有盛誉。他们的学术经验荟萃，将会对中医从业人员诊治肺癌具有极大的指导作用。

本书分别从医家简介、学术观点、临床特色和验案精选四方面对7位名老中医的临床经验进行了阐述。医家简介部分介绍了名医的学术背景、地位以及成就。学术观点部分展现了名医独特的学术观点，以及其源流与发展过程。临床特色部分展现了医家诊治的特点，如辨治方法、诊疗技术、用药特点、核心方药等。其中精要部分，如李济仁教授"正虚致癌、带瘤生存"的观点；晁恩祥教授整体论治、动态辨证的理念；刘尚义教授"引疡入瘤"学术思想；高益民教授"人瘤共存"及综合运用治肺七法；郑卫琴教授"癌为气失衡"的发病观及"温化肿瘤"的治则治法；罗玲教授"调气、调津、调血"的治疗思路；李忠教授衷中参西提出"癌状态论"。或发皇经典之古义，或融会现代之新知，蔚为大观。

验案精选部分则选取了反映医家临床特色的经典案例，体现了老中医特有的诊疗思维。该部分通过专家按语的形式对验案进行点评，辨析患者脉证，详解诊断依据，阐释立法思路、药物加减变化等。全案例整体分析与各诊次解读相结合，体现诊次之间的动态变化，展现名医临证思维方法。此外，书中还结合实景再现当时的诊疗情况，立体展示了名老中医临床诊疗与弟子跟诊记录全貌，体现"道术结合"的传承内涵。同时，从人文关怀的层面，还原了名老中医如何用其认识感知世界的丰富经验来关切患者生命及与之共情的过程，增加了全书的高度和温度，是中医从业人员学习不同名老中医辨治肺癌道术的专业书籍。

丁　霞

2022 年 11 月

目 录

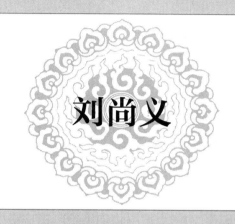

刘尚义

一、医家简介

刘尚义（1942—　），贵州大方人。贵阳中医学院、贵阳中医学院第一附属医院教授、主任医师，博士研究生导师。第三、四、五批全国老中医药专家学术经验继承工作指导老师，2013年被中国中医科学院聘为"全国中医药传承博士后合作导师"，2014年被人力资源和社会保障部、国家卫生计生委、国家中医药管理局授予"国医大师"荣誉称号，2016年获"贵州省医药卫生事业发展特别贡献奖"，2021年获首届"贵州杰出人才奖"。曾任中国中医药学会理事，国家中药保护审评委员会委员，中国中医药学会临床药物评价专家委员会委员，中国中西医结合疡科专业委员会委员，2020年任中国中医科学院学部委员。

刘尚义教授于1962年师从贵州名医"葛氏疡科"第七代传人赵韵芬，系统学习疡科疾病的诊治及丸、散、膏、丹的炼制，善用丹药、药线治疗疡科疾病。在长期丰富的临床实践中，刘尚义教授提出"膜病"概念，认为"在内之膜，如在外之肤"，将葛氏疡科的治疗理念和膜病理论融合，提出了"引疡入瘤""从膜论治"的学术观点，在肿瘤、皮肤病、肾病、脾胃病等科疑难杂病的治疗上取得了很好的临床疗效。

二、学术观点

（一）"引疡入瘤"思想

"引疡入瘤"是刘尚义教授集大成学术思想之一。刘尚义教授早年师从贵州"葛氏疡科"第七代传人赵韵芬，赵师将祖传的疡科不传之秘、烧丹炼汞之诀、炼制膏药的火候苗焰等悉数传授给刘尚义教授。《周礼·天官》载："疡医掌肿疡、溃疡、金疡、折疡之祝、药、劀、杀之齐。"可见肿瘤疾病并不归属于疡科范畴。然《孟子·尽心》言："梓匠轮舆能与人规矩，不能使人巧。"刘尚义教授系统研习疡科疾病的诊治，躬身临床实践数载，受启于清代医家高锦庭《疡科心得集》"夫外疡之发也，不外乎阴阳、寒热、表里、虚实、气血、标本，与内证异流而同源者也"之论。刘教授在此基础上大胆创新，将葛氏疡科对"九子疡"的治疗理论与肿瘤相关疾病的诊治紧密结合，逐渐形成了"引疡入瘤"的学术思想，具体包括"疡理诊瘤、疡法治瘤、疡药疗瘤"三个方面。其中"疡理诊瘤"是指用疡科理论指导肿瘤诊治的学术观点。刘教授认为体腔疾患可以想象为把内"皮"翻过来，犹如咽、食道、胃、肠、膀胱、子宫等黏膜暴露在视野下，"在内之膜，如在外之肤"，其炎症、溃疡、肿瘤等均可按疡科理论来辨证施治。"疡法治瘤"是指运用疡科方法治疗肿瘤疾病的临证要点。《疡医大全》云："凡诊视痈疽施治，必需先审阴阳，乃医道之纲领，阴阳无谬，治焉有差。"可见阴阳辨证在疡科诊疗中具有重要作用。《素问·阴阳应象大论》载："阳化气，阴成形。"阴阳维持动态平衡是人体各脏腑功能发挥的前提，一旦这种平衡被打破则阴阳失调。肿瘤的发生发展与阴阳失调密切相关，故审阴阳是辨治肿瘤的关键。同时，疡科疾病虽外见于体表，但疾病产生之由与邪气侵袭、停积不去亦有关联，故疗疡勿忘内治，内外同治方可取效。刘尚义教授将疡科阴阳辨证、内外兼治引入肿瘤的治疗中，依据机体的阴阳偏颇辨证用药进而维持机体阴阳相对平衡的状态，提倡内外兼顾，优势互补，勿从一法。"疡药疗瘤"是指用疡科药物治疗肿瘤疾病的用药特点。疡科内治法的总则为消、托、补，依据疮疡的进展分期选用。刘教授认为辨治肿瘤亦需按不同的分期给予相应的药物治疗，一般遵循初期以消为主，中、后期以托、补为主的用药理念。

（二）中医文化底蕴

中医学是历经千年的传统医学，具有深厚的中华传统文化底蕴。刘教授认为中医学受儒家思想的影响很深，儒学的中庸思想广泛地深入到中医各方面，如在发病观上认为"生病起于过用"，在治疗方面强调寒温并用、阴阳调和等。《素问·四气调神大论》载："圣人不治已病治未病，不治已乱治未乱，病已成而药之，乱已成而后治之，譬如渴而穿井，斗而铸锥，不亦晚乎?"与儒学"见微知著,防微杜渐"的行为准则有相似之处,对中医的预防医学影响很深。《周易》为群经之首,是我国现存最古老的传统经典文化。张景岳在《类经附翼·医易义》中提出:"易者,易也,具阴阳动静之妙;医者,意也,合阴阳消长之机。"可见医与易具有密切的关系。刘教授亦曾系统研究过《易经》,八卦的核心是阴阳的变化,其阳爻、阴爻的组合,寓含着阴阳的对立、制约、互根、消长、转化。中医用阴阳来说明人体组织结构,说明疾病的病理变化,用来进行疾病的诊断,指导疾病的治疗。复杂的人体组织结构,虚实错杂的病理变化,丰富多彩的治疗原则,用阴阳将其规范,即可执简驭繁,十分方便。

书法与国画是中华民族智慧的结晶,同时也是中华传统文化中重要的组成部分。刘尚义教授擅长书法,并从书法中悟出了很多中医的道理。他常说:"我们在临帖时要把一笔一画临得很像,但在书法创作时一定要变,否则没有艺术价值,就如我们在学习方剂时,组成方剂的每一味药都要记住,但在临证处方时,一定要加减变化,用其制方思想。"他总结出两句话,"入则循规蹈矩,出则山花烂漫",极富哲理。又说,临帖"术篆于金,术隶于石,由碑化帖,由帖化碑,神游三代,目无古人",对学中医来说,"对求外感于伤寒,求热病于温病,由寒悟热,由热及寒,寒温互化,成竹在胸,临证处方,应付裕如",讲求伤寒、温病互通,寒温互化,不拘一家之言。同时,刘教授热衷于鉴赏国画,一并与中医思维联系起来:"中医在开药处方时,有时候只知道'放'而不会'收',比如一个肝阴虚的患者治法上宜滋阴,滋阴虚开了一大堆这是'放',但是一定要在病位上着眼要在'肝''肝经''肝之外窍'上,加入引经药及治疗'外窍'的相应药物,这是'收'。"刘教授经常说到,一张好的处方是一幅精彩的水墨画,充满着虚实、升降、浓淡、粗细、水墨交融的美学情趣。一张处方有出入升降才是好处方,他的轻重(矿物药、花叶药)、寒热(热药、寒药)、升降(柴胡、苏子)、浓淡(熟地黄、红花)、上下(羌活、防风、芩连)这些制方的美学原理经常在处方中出现,充分体现了刘教授的中医及美学根底。刘教授闲暇之余喜欢钻研围棋,他常说:"中国古代的哲学思想无可无不可,能在围棋中体现出来。"

他把患者的病情和四诊得来的辨证资料看作棋盘，而把几万种中药看作棋子，通过"着眼""布局"来点杀疾病，常说病是比较固定的，起码临证时相对稳定，"布局"是立法选方，"着眼"是选药，即君臣佐使，这是治疗疾病的关键。

（三）整体辨证观念

刘教授强调，事物是一个整体，事物内部的各个部分是相互关联不可分开的，事物和事物之间互相联系。中医既重视人体自身的统一和完整，又认为人和自然环境、社会环境之间是相互影响不可分割的整体。中医在养生、防病、治病上十分强调整体观念。

人与天地相应，人类生活在自然界中，不仅与社会环境有密切的关系，而且与自然环境如气候变化、地理环境、饮食起居习惯等也有密切关系。一般情况下，人体通过内部的调节功能以适应外界环境的变异，来保持正常的生理活动。《灵枢·邪客》认为"人与天地相应"。"天地"，古人是指整个自然界而言，"相应"则是指自然界中的一切变化都可以直接或间接影响人体生理作用并使之相适应。例如《素问·生气通天论》中所说的"平旦人气生，日中而气隆，日西而阳气已虚""天暑衣厚则腠理开，故汗出。……天寒则腠理闭，气湿不行，水下留于膀胱，则为溺与气"。其二则是以天地间的一些自然现象来解释人体的一些解剖生理病理等现象，认为人身是一个小天地，因而把人与天地等同起来。例如刘教授在治病时考虑人与天地相应关系，辨证治疗时强调这一点，故在治疗疾病时能取得良好疗效。

人体是一个整体，是以五脏为中心，配合六腑，通过经络将人体各个器官组织联系成为一个有机整体。五脏就是组成整个人体的五个系统。并认为人体所有器官都可以包括在这五个系统之中。这五个系统及其所属器官虽然各有其独特作用，但是它们之间是密切相关的，是一个不能截然分离的整体。心、肝、脾、肺、肾五脏，每一个脏都有它所属器官，心所属器官为小肠，肝所属器官为胆，脾所属器官为胃，肺所属器官为大肠，肾所属器官为膀胱，除此以外，还有心包络和三焦。体现在治法上，刘教授经常使用的有培土泄本、补火生土、培土生金、交通心肾、金水相生、清肝宁肺、和胃利胆，还有腑病治脏，诸如清肺通肠等不胜枚举。

（四）"治未病"预防思想

刘教授强调"治未病"的预防思想，主张在精神上怡情适怀、随遇而安、知足常乐，饮食上清淡为主，以"胃喜为补，适口者珍"为进食原则，主张进行体育运动，尝谓"动能增寿，静能延年"，根据体质、年龄可以六分动四分静或七分动三分静，达到身心健康。早期诊断、早期治疗在临床上有重要意义，治未病最好的方法当然首先是预防，因为预防疾病于未发之前尚能杜渐防微，使疾病在浅而未深、微而未甚的阶段就能被及时制止，不致波及其他未病的脏器，这是"治未病"。

在防止疾病发生传变，如癌前病变时，刘教授强调早期诊断，积极防治，并提出以攻为主，截断病势。癌前病变之"防"，非补虚，是以"攻"为主。此理念得之于张从正攻邪思想。中医学历来最重视血气流通，此前，刘教授总结自己数十年治疗恶性肿瘤的经验，概括癌症是因虚、痰、瘀互相搏结，阴邪凝集于体内而成。而癌前病变，刘教授指出亦多见有痰、瘀交阻，只是程度较轻，而且患者虚象往往不明显。故应利用此时正气尚盛，及时和积极地阻断痰瘀交阻进一步加重，这是刘教授防治癌前病变进一步发展的主要理念。在具体临床实践中，对于癌前病变患者，在治疗疾病本身的同时，还加入活血祛瘀、化痰散结的药物，目的是恢复机体血气流通状态，从而达到截断病势，防止癌变的效果。其常用于截断病势的药物如鳖甲、莪术、冬凌草、猫爪草、葎草、白花蛇舌草、胆南星、浙贝母、薏苡仁等，均是祛瘀散结、清热解毒、化痰消肿之品。

用药及时，准确得当。刘教授指出，预防癌前病变转化为癌症，用药应"紧""准""稳"。首先，此时期为临床上的一个关键时期，应抓紧时间治疗。上面所说的常用于截断病势的药物如鳖甲、莪术、冬凌草、猫爪草、葎草、白花蛇舌草等同时也是具有抗癌作用的中药，刘教授指出这些药物是截断病势、防止癌变之关键。临床应用时可根据情况选用 1～2 味药进行积极的治疗。此为"紧"。其次，刘教授在治疗癌症患者时，不同患癌部位用药不同，用于癌前病变时亦有相应的选择。如以上抗癌药，冬凌草、猫爪草可广泛应用于多种癌肿。冬凌草多用于肺部、消化系统的肿瘤，而猫爪草尤多用于治疗甲状腺癌，故对于甲状腺结节有恶变高危因素者，如结节明显增大等情况者，猫爪草为必用之药，另外还常加用山慈菇、夏枯草，或者黄药子与海藻。葎草则更加适合于肺癌的治疗，故对于肺部结节，有癌变可能者，必用葎草与冬凌草作为对药。又如肝硬化，伴有乙肝病毒复制活跃，癌变可能性大者，常用山慈菇、茵陈、田基黄等控制乙肝病毒的复制。慢性萎缩性胃炎癌变，临床则常选用莪术、白花蛇舌草、半枝莲、薏苡仁等。这些选择，保证了用药的精当与准确，此为"准"。最后，"稳"则是要保证安全性，是截断治疗临床可行的关键。以上药物亦属无明显不良反应者，在常规剂量内水煎服无明显不适，长期服用也没有明显不良反应，加上截断疗法使用者均有相应的基础疾病，符合中医"有故无殒"的法则。

三、临床特色

（一）病证结合，药少而精

刘教授尝谓："伤寒，重六经辨证，由表入里，应横看。温病，重三焦辨证，由上到下，应竖看。寒温互究，终归一统。求杂病于历代各家学说，神游三代，心有古人，成竹在胸。四诊触机，暗合古法，这是辨证，这是继承。再结合个性体征、病理改变、诊断标准进行辨病，这是发扬。以退为进，先退后进，辨证辨病相结合，辨证按中医理论进行，搞清病因、病位、病性、病势，立法选方；再与西医学对中医药的研究成果有机结合，加用专药自能大大提高疗效。"中医学的核心是辨证。刘教授对中医的"证"进行过多年的研究，他对"证"做了这样的阐述："证是疾病发展过程中初期、中期、末期某一阶段的本质反映，它以一些相关的脉症，揭示了疾病的病因、病位、病性、病势，从而立法遣方为治疗提供依据。"并且强调辨证上一定要搞清楚"病因、病位、病性、病势"。对临床辨治肺癌具有一定的指导意义。

肺癌是起源于支气管黏膜、腺体或肺泡上皮的肺部恶性肿瘤，中医古籍中无"原发性支气管肺癌"这一病名，依据其临床表现及发病特点可归属于"肺积""息贲""息积""咳嗽""咯血""积聚"等范畴。如《难经·五十四难》曰："肺之积，名曰息贲，在右胁下，覆大如杯，久不已，令人洒淅寒热，喘咳，发肺壅。"首载"肺积"病名。刘尚义教授认为肺癌病机为正虚邪实，正气虚弱是其形成和发展的根本条件。肺为娇脏，喜润恶燥，加之受放射线之"火（热）毒"、化疗药之"药毒"及残余癌毒侵袭，故虚往往偏重于气阴两虚。

在确定病因病机的基础上，借鉴西医及其他自然科学方法对肿瘤的研究。注重西医辨病、中医辨证，辨证与辨病相结合。根据肿瘤患者的不同治疗阶段及不同部位所患肿瘤，刘教授治疗恶性肿瘤的经验：①手术后未放化疗者，以扶正固本治疗为主，善用补脾肾、养气血之品。②手术并放化疗后，多用益气养阴、滋补肝肾、调和脾胃之品，以减轻放化疗对机体的损伤，增强放化疗效果，达到减毒增效的目的。③对无法手术及放化疗者，选用活血化瘀、软坚散结、扶正固本之品，以改善症状，减轻疼痛，提高生存质量，延长生存期。

刘教授认为，处方遣药关键在于辨证准确，投药不在多而在精。用药不宜杂乱而在功专力宏，所以刘教授的处方一般不超过9味药。肺癌、鼻咽癌、食管癌、胃癌等与外界相通的先发肿瘤若病机是痰热互结，常选用小陷胸汤、冬凌草、猫爪草、莪草花等。乳腺癌、甲状腺癌、肝癌等与情志因素有关的肿瘤常在疏肝理气药的基础上选用鳖甲、莪术、三棱、穿山甲、黄药子、夏枯草、佛手、郁金、生麦芽、皂角刺等。很少使用所谓抗癌药如白花蛇舌草、半枝莲、半边莲、斑蝥、白英、喜树、三尖杉，猕猴桃根、砒霜、青黛等。多用具有免疫增强作用的药物如黄芪、白术、太子参、补骨脂、淫羊藿、猪苓、茯苓、炒谷芽、炒麦芽、神曲、百合、薏苡仁、山药。

（二）善用药对，配伍精当

刘尚义教授辨治肺癌时常用以下抗肿瘤药对。

鳖甲配莪术　鳖甲味甘、咸，性寒。入肝、肾经。为鳖科动物鳖的背甲。本品味咸，长于软坚散结，临床上常用于治疗各种肿瘤、癥瘕积聚，还能滋阴潜阳用于治疗肝肾阴虚所致的阴虚内热、阴虚风动、阳虚阳亢诸证，又能退虚热，除骨蒸，用于治疗阴血亏虚，骨蒸潮热。莪术味辛、苦，性温。入肝、脾经，本品苦泄辛散温通，既入血分，又入气分，能破血散瘀，消癥化积，行气止痛，用于癥瘕积聚以及气滞血瘀寒凝所致的诸般痛证。二者配伍，寒温并用，能增强软坚散结，破血化瘀消癥之力，多用于治疗各种肿瘤。现代药理研究：鳖甲能抑制结缔组织增生，故可消除肿块，有防止细胞突变的作用，故可抗肿瘤。莪术中主要有挥发油类成分。莪术挥发油制剂对多种癌细胞既有直接破坏作用，又能通过免疫系统使特异性免疫增强而获得明显的免疫保护效应，从而具有抗癌作用。鳖甲（或龟甲）配莪术，为"相使"配伍，对某些病辨为气阴两虚，痰瘀交阻证者，用鳖甲滋阴散结，配莪术活血化瘀，增强了鳖甲的滋阴作用，又发挥了散结化瘀功能。

冬凌草配猫爪草　冬凌草性寒，功能清热解毒，是河南民间用于治疗肿瘤的草药，具有清热解毒，消肿散结之功。现代药理研究发现，冬凌草提取物冬凌草甲素、冬凌草乙素、冬凌草丙素等化合物具有一定的抗癌活性，长期服用无毒副作用。猫爪草味甘、辛，性微温。入肝、肺经。功能化痰散结，解毒消肿，多用于治疗痰湿郁结之瘰疬痰核肿瘤。二者配伍能增强消肿散结之功，用于治疗各种肿瘤，特别是对肺癌术后的患者效果更佳。

生地黄配熟地黄　生地黄味甘、苦，性凉，入心、肝、肾经，味厚气薄，功专滋阴清热，养血润燥，凉血止血，生津止渴，用于治疗温病发热，舌绛口渴，阴虚发热，热性病后期，低热不退，消渴，吐血，尿血，便血，崩漏下血，月经不调，胎动不安。熟地黄即是地黄用酒、砂仁、陈皮为辅料，经反复蒸晒至内外色黑，油润，质体柔软，黏腻而得。味甘，性微温，入心、肝、肾经。本品味厚气薄，为补血生津，滋阴补肾，滋阴退热之要药。用于治疗血虚引起的诸证，以及肝肾阴虚之证。生地黄以养阴为主，熟地黄以滋阴为要；生地黄以凉血止血为主，熟地黄以补血为安。二药伍用相得益彰，刘教授习以"生熟地"并书，临床上多用于辨证为肝肾阴虚的患者。对于肿瘤患者多用于肿瘤术后，化疗后阴虚者，配以消瘀散结，破血化瘀之品取得奇效。生地黄、熟地黄伍用，出自《景岳全书》二黄散。

生熟地配枣皮　生熟地前面已叙。枣皮，味酸，性微温，归肝、肾经，功可补益肝肾，收涩固脱。质润，温而不燥，补而不峻，益精助阳为平补阴阳之要药，常用于肝肾不足引起的腰膝酸软、眩晕、耳鸣。本品还可补益肾精，固精缩尿，用于遗精、滑精、遗尿、五更泻、自汗、盗汗、女子崩漏等症。刘教授习用生熟地配枣皮，用于临床辨证为肝肾阴虚的各种恶性肿瘤，以及肿瘤放化疗后阴虚者。药理研究显示本品对非特异性免疫功能有增强作用，体外实验能抑制腹水癌细胞。

百合配薏苡仁　百合味甘，微寒。归心、肺经，功可养阴润肺，清心安神。本品能补肺阴，兼能清肺热，用于阴虚燥咳，劳嗽久咳，痰中带血。还可用于阴虚有热之心神不安、失眠多梦及百合病。现代药理研究：百合所含秋水仙碱具有雌激素样作用，能抑制痛风的发作，抑制癌细胞的有丝分裂，阻止癌细胞的增殖。薏苡仁：味甘、淡，性凉。归脾、胃、肺经。功可利水渗湿，健脾益胃，除痹舒筋，排脓消肿。用于水肿、脚气、淋浊、泄泻、带下、湿温、风湿痹痛、筋脉拘挛等症。现代药理研究：苡仁有较好的抗癌作用，薏苡仁煎剂、醇及丙酮提取物对癌细胞有明显抑制作用，早期认为薏苡仁酯为抗癌的有效成分，现分析证实其中所含不饱和脂肪酸（亚油酸）为主要的抗癌成分。薏苡仁还是有效的抗癌促进剂。二者配伍，相得益彰，增强抗癌的作用，且既能养阴又能湿，相辅相成，临床广泛用于阴虚兼湿邪的各种恶性肿瘤，尤其对肺癌的效果更为显著。临床上常用的抗癌制剂康莱特即为薏苡仁的提取物。

百合配桃仁　百合见前叙。桃仁味苦、甘，性平。小毒，归心、肝、大肠经。功可活血祛瘀，润肠通便，止咳平喘。本品味苦，入心、肝、血分，善泻血滞，祛瘀力强，又称破血药，为治疗多种瘀血阻滞病症的常用药。善治瘀血日久之癥瘕痞块，本品还可用于肺痈、肠痈、肠燥便秘、咳嗽气喘。现代药理研究：桃仁提取液能明显增加脑血流量，增加犬股动脉血流量，降低血管阻力，改善血流动力学状况。桃仁水煎剂及提取物还有一定的抗菌镇痛、抗过敏、抗氧化、抗肿瘤作用。百合配桃仁养阴活血，祛瘀，多用于阴虚兼瘀血的各种肿瘤，临床可见舌红、少苔、舌质紫暗、舌底脉络瘀紫者；或肿瘤放化疗后伴疼痛，或伴便秘，或伴咳嗽、气喘者。

胆星配浙贝母 胆星为天南星用胆汁拌制而成的加工品。性味苦，微辛凉。归肝、胆经。功能清热化痰，息风定惊，适用于中风、惊风、头风眩晕、痰火喘咳等症。浙贝母：苦寒。归肺、心经。功可清热化痰，散结消痈。用于风热、痰热咳嗽，瘰疬，乳痈，疮毒及肺痈。二药伍用，可增加化痰散结之功，用于痰浊阻滞之各型肿瘤。临床多用于体型肥胖之人，见舌苔腻，咳喘痰涩壅肺者。

（三）病因上重视"痰"和"瘀"

刘教授在临床实践中，认识到癌症的发生多有情志因素，长期抑郁气结成痰成瘀，饮食不节，痰湿互结，着而不去。还有环境污染，外毒内侵，正气不足，不能祛邪外出。另外，内生瘀毒，各种病理产物在体内蓄积，瘀毒内生恶变成癌，一言蔽之，是"瘀毒"为患。

刘教授所指的"痰"是无形的痰，由于人体气机郁滞、阳气衰微、情志不畅，致使津液运化失常，体液留滞体内，这种痰，诚如李时珍在《本草纲目》中所指出的："痰涎之为物，随气升降，随处不到，入于心则迷窍而成癫痫，妄言妄见；入于肺则塞窍而成咳唾稠黏，喘急背冷；入于肝，则留伏蓄聚而成胁痛干呕，寒热往来；入于经络，则麻痹疼痛；入于筋骨，则颈项胸背、腰胁手足牵引隐痛。"在治疗痰浊方面，刘教授善于用经方苓桂术甘汤、小陷胸汤、麻杏石甘汤等。

对于瘀血的致病因素，刘教授十分重视。他认为，瘀血是指身体内血液运行不畅，血液停滞，离经之血留于体内，成为瘀血。因血流不畅，阻经碍络而引起的病理变化，瘀血又成为继发病因。至于瘀血的形成，刘教授认为不单指外伤，血脉损伤瘀血留在体内，其他致病因素外感六淫、内伤七情、饮食环境皆可导致瘀血形成。气虚者，气不摄血或血行无力；血热者，迫血妄行或热灼血稠；气滞者，血行受阻，气滞血瘀；血塞者，凝滞不行。凡此种种，均可形成瘀血。其致病特点大致有疼痛拒按，痛处固定，且为刺痛的特点，有肿块形成，口唇舌质青紫，脉见涩象或见结代等临床表现。刘教授归纳为"瘀阻于心，则胸痛胸闷，心悸不宁，或神识不清，癫而发狂；阻于肺，则见咳咯胸痛，痰涎见红；阻于胁肋，则见肝块，疼痛拒按；阻于脘腹，则见疼痛呕血，大便黑如柏油；阻于胞宫，则小腹疼痛，月经不调，色黑有块，甚则月事不行，或今后恶露不尽；阻于四肢，则见肢节麻木冰冷。"

在治疗上，按病程，遵从叶天士"久病入络"的理论，立法遵从张仲景的"辛润通络法"，选方推崇桂枝茯苓丸、大黄䗪虫丸等经方，王清任的通窍活血汤、身痛逐瘀汤、膈下逐瘀汤以及少腹逐瘀汤等出入加减。

痰浊与瘀血常是相兼为病的，不仅在于二者同为病理产物，而且二者常可互行，从而胶着互结，缠绵难愈，故古人有云："痰夹瘀血，遂成窠囊。""瘀血既久，化为痰水。"临床上常见湿痰死血互相胶结而成顽症。刘教授在治法上开辟痰瘀同治一径，治以豁痰化痰，佐以虫类药搜剔（泛指蜈蚣、地龙、鳖甲、蜂房等），疗效不同凡响。

（四）治疗原则重阴阳平调

刘尚义教授对中国传统文化有深入研究，认定中医的源头产生于《易经》，太极学说、河洛学说，即古典哲学之阴阳平衡学说。阴阳学说构筑了中医辨证逻辑体系，习中医者，须通晓阴阳学说，否则思维错位，动手便错，久之则会丧失对本职中医工作的信心。人法地，地法天，天法道，道法自然。天人合一，人身即小宇宙。所以，人身从上到下，从里到外，五脏六腑，四肢百骸，莫不与阴阳天地相对应。《易经》云："一阴一阳谓之道。"《素问·阴阳应象大论》云："阴阳者，天地之道也，万物之纲纪，变化之父母，生杀之本始，神明之府也，治病必求于本。"就是这个意思。

在治疗原则上，刘教授谨遵《素问·至真要大论》"谨察阴阳所在而调之，以平为期"之说，认为这是治病的目的。致病因素作用于人体，使营卫气血、经络脏腑失去平衡，造成邪正盛衰，阴阳失调，气血失常，概称为"阴阳失调"。中医的高明之处在于通过各种治法，如汗、吐、下、和、温、清、消、补八法达到"损其有余，补其不足"，使机体阴阳复归于平衡的正常状态。病邪侵犯人体，邪气有余，如热盛、食积、痰湿内阻，当泻之、夺之，使阴阳平衡。若体内阴液不足，脏腑功能偏衰，当补之、养之，使阴阳平衡。

刘教授谓："中医的标本治法，三因制宜，阳中求阴，阴中求阳，扶正祛邪，子母补泻，因势利导，寒者热之，热者寒之，热因热用，寒因寒用，通因通用，塞因塞用，上病下取，下病上治，八法脏腑，津液、气血的各种治法，最后达到殊途同归，人体阴阳平调。"刘教授还经常说："阴阳平衡还不行，还要形神统一，保持'神'的自稳，才是一个健康的人体。"

（五）扶正固本，重在温肾

刘教授认为恶性肿瘤的发病和免疫功能密切相关。强调治疗要遵循"损有余，补不足"的原则，治疗关键是增强免疫功能。肺癌的发病由正气内虚、邪毒内结所致，晚期患者病邪深入，肺、脾、肾三脏俱虚，或素体阳虚，或阴损及阳，或阴寒内盛，伤及阳气，造成阴阳两虚的证候。《医宗必读·积聚》曾指出："初者，病邪初起，正气尚强，邪气尚浅，则任受攻；中者，受病渐久，邪气较深，正气较弱，任受且攻且补；末者，病魔经久，邪气侵凌，正气消残，则任受补。"故刘教授治疗时常从"寒者热之""虚者补之"的观点出发，运用温补的方法，以扶正固本。肾阳为全身阳气的根本，肾之阴阳又可以与肺之阴阳相互资生，故当以温肾为主。

1. 温肾纳气法

清·叶天士《临证指南医案》记载："气短以息，身动则喘，此下元已虚，肾气不为收摄。"晚期肺癌患者常见到咳嗽气喘，动辄气急，甚者不能平卧的症状，是由于肾阳衰惫，元气亏虚，导致肾不纳气，气不归元。刘教授常用温肾纳气法治之，临床常选用淫羊藿、菟丝子、肉苁蓉、葫芦巴、巴戟天、山萸肉等温补肾阳以助阳气固摄，配以磁石、地龙等纳气平喘，或加蛤蚧等血肉有情之品以补肾填精。常佐以枸杞子、女贞子、生地黄、熟地黄等滋阴之品，使得滋阴潜阳，温而不燥。

2. 温肾利水法

肺癌患者，由于正气虚弱，邪气内盛，导致肺、脾、肾、三焦及膀胱功能失常，导致津液输布失常，水湿内停。晚期患者更是因阳气衰微，气化失司，造成水气内盛，留滞于局部则为水饮，如饮留胸胁之悬饮，泛溢于肌肤可致水肿。表现为胸胁胀满，胸痛，呼吸困难，咳痰。浮肿患者可有颜面四肢肿，尤以下肢为甚。水饮之邪属于寒邪，"当以温药和之"，刘教授以温补肾阳为治疗之本，选用淫羊藿、肉苁蓉、胡芦巴、菟丝子、巴戟天等药。对于悬饮病，则上中二焦同治，辅以泻肺利水之法，常用葶苈子、桑白皮、防己、川椒目等药物；对于水肿病，则中下二焦同治，在健脾温肾的同时，着重应用生黄芪、桂枝、白术、猪苓、茯苓、薏苡仁、车前子等。由于肺癌患者此时体质多已衰弱，不耐攻伐，故逐饮峻烈之品，如大戟、甘遂、芫花之类，用之较慎，处处以顾护正气为重。

3. 温肾滋阴法

肺癌晚期患者阴阳互损，症见咳嗽气急，畏寒肢冷，腰膝酸软，口干，眩晕，舌偏红，苔薄白，尺脉细弱。此为上焦肺阴不足，下焦肾阳亏损之阴阳两虚。刘教授认为此时当阴阳并补，肺肾同治，在温肾的同时，以北沙参、天冬、黄精等补益肺阴，以地黄、山茱萸、女贞子、枸杞子等补益肾阴。使得"阳得阴助而生化无穷，阴得阳生而源泉不竭"，阴阳相配，刚柔相济，温而不燥，滋而不腻，共奏平衡阴阳，调补肾元之功。

4. 温肾祛痛法

对于肺癌骨转移患者，刘教授常常骨碎补、淫羊藿同用，再配以菟丝子、补骨脂健脾温肾。疼痛剧烈者则根据不同的疼痛特点给予加减，如七叶一枝花、蜂房清热解毒止痛，莪术、乳香、没药等活血止痛；徐长卿、威灵仙、防风、防己等药物祛风散寒止痛；全蝎、蜈蚣、地龙、地鳖虫等虫类药通络止痛。

5. 温肾补血法

对于肺癌放化疗后骨髓抑制造成白细胞下降者，刘教授常选用黄精、枸杞子、女贞子、何首乌、当归等填精养血，生黄芪、石韦、大枣、鸡血藤等补气化瘀生血，同时配伍淫羊藿、菟丝子、骨碎补等温肾助阳，以增强生血之力。

（六）调理疾病，治养结合

刘教授在治疗疾病的过程中很重视治疗与调养密切结合。对于疾病的治疗，中医学从来不主张完全依靠药物，认为使用药物只是在病邪很盛的时候钝挫其病势的一种手段，一旦病邪已衰，即可适可而止，特别是有毒、药性猛的药物，讲究用量和时间的控制，宜少量早停为好。《素问·五常政大论》中明确指出："大毒治病，十去其六；常毒治病，十去其七；小毒治病，十去其八；无毒治病，十去其九；谷肉蔬菜，食养尽之，勿使过之，伤其正也。""必养必和，待其来复。""毒药攻邪，五谷为养，五果为助，五畜为益，五菜为充，气味合而服之，以补益精气。"这些都明确地指出了调养在治疗中的重要地位和中医学在治疗疾病中的整体观念。例：癌症患者通过放化疗后大伤正气，出现饮食不佳、口渴，舌质如樱桃红色、无苔，身体很虚弱，西医提倡大补，如吃些鸽子肉、牛肉等。但刘教授指出天上飞的为阳体之物，决不能用以食补，应以甲鱼、老母鸡、淡水鱼如草鱼等补阴，这样才能达到气阴两补的目的。

刘教授在治疗各种癌症时，特别告诫患者要"忌口"。他说，现在人类对癌症的认识已进入"后基因时代"，癌症细胞的形成和人们生活环境、饮食习惯都有密切的关系，可以说是不良生活方式的疾病。在一定程度上，肝病是"吃"出来的疾病，又如妇女乳腺癌的发生，即和饮食有关系。术后、放化疗后的患者，一定要忌口，诸如鸽子肉、牛肉、羊肉、狗肉、公鸡、海鲜等易动风化火，助湿生痰，可诱发或加重疾病。这些理论和实践，已在临床实践中得到证实。刘教授总结了几句话，对人们进食进补做了高度的概括："胃善为补，适口者珍，天产为阳，助风生痰，水产为阴，滋阴潜阳。"当然，这些理论还需结合实际，灵活运用。

四、验案精选

（一）肺癌术后未化疗案

俞某，女，66岁，2008年5月20日初诊。

主诉：咳嗽、咯血18天。现病史：呼吸内科住院部床旁会诊，右肺癌术后未化疗。18天前咳嗽、咯血，胸中有热气，双脚发冷。舌绛红无苔如镜面，脉如豆以左侧尤甚。一直在呼吸内科抢救，双静脉通道输液，吸氧，血未止，奄奄一息。

西医诊断：肺癌。

中医辨证：肺积（阴虚阳亡，虚火损伤肺络）。

治法：滋阴潜阳，收敛止血。

处方：龟甲20g，生地黄20g，百合30g，知母10g，冬凌草30g，龙骨、牡蛎各20g，山茱萸20g，三七粉15g，陈棕炭15g。6剂，水煎服，日1剂。

二诊（2008年5月27日）：药后咯血稍减，舌脉如前。原方去陈棕炭，加炒麦芽、炒谷芽各20g。6剂，水煎服，日1剂。

三诊（2008年6月3日）：3天未咯血，加猫爪草20g，北沙参30g，天冬、麦冬各20g，上方去知母、龙骨、牡蛎、炒谷芽、炒麦芽。10剂，水煎服，日1剂。

四诊（2008年6月24日）：因自吃人参后导致第二次咯血，嘱停用人参。舌尖部有少许薄白苔出现。处方：龟甲20g，生地黄20g，冬凌草30g，百合30g，白及20g，山茱萸20g，龙骨、牡蛎各20g，炒谷芽、炒麦芽各20g。6剂，水煎服，日1剂。

五诊（2008年7月1日）：咯血止，自己从病房走到门诊就诊，舌红绛减轻，舌苔从舌尖部延伸到舌中部。胃气渐复，原方加减继服。6剂，水煎服，日1剂。

六诊（2008年7月8日）：患者咳嗽咯血痊愈出院，门诊中医治疗。处方：鳖甲 20g，莪术 10g，山茱萸 20g，龙骨、牡蛎各 20g，百合 30g，冬凌草 30g，猫爪草 15g，炒麦芽、炒谷芽各 20g。

守上方随症加减 3 个月后，舌质从红绛变为正常，苔生满舌，神纳增进，体重恢复如前，康复为常人，定期复查各项指标均正常。

按： 刘教授一直牢牢把握养阴潜阳、化痰散结的治疗原则。取朱丹溪"大补阴丸"之龟甲、生地黄、知母，滋阴降火，张锡纯之"补络补管汤"原方，生龙骨、牡蛎、山茱萸、三七收涩止血，补肺络，收敛止血之功。并以生脉饮（北沙参、麦冬、天冬、五味子）加减出入达益气养阴、敛汗生津之效。常加入炒麦芽、谷芽生复胃气，患者方得以化险为夷，康复如常。值得一提的是该患者 2 次咯血均与服人参有直接关系，"气有余便是火"，说明人参有补气化火之虞，切忌盲目进补。不要因患者病重体虚而服用公鸡、鸽子、鲫鱼、海鲜等发物，主张患者忌口。天产（飞离）壮阳，化痰化火，助纣为虐。地产为阴（鸭子、团鱼）滋阴生津，扶正祛邪。

（陈云云 整理）

（二）肺癌姑息放化疗后案

刘某，女，55 岁，2009 年 9 月 1 日初诊。

主诉：干咳 1 年。现病史：1 年前无明显原因出现干咳，偶有痰中带血、胸痛，于贵阳医学院查胸部 CT 示"左侧胸部占位"，经病理活检确诊"左肺小细胞未分化癌，左纵隔淋巴结肿大，左侧大量胸腔积液"；西医治疗前评估已失去手术机会，予姑息性放化疗，控制症状，改善生活质量。放疗 37 次，放射量约 7500 个当量，化疗 5 个疗程后消化道反应明显，骨髓抑制呈明显重度（白细胞 $2.5×10^9$/L、血小板 $86×10^9$/L、血红蛋白 65g/L），肝功能轻度损伤，无法继续放化疗，要求改用中医药改善症状。初诊症见咳嗽，咯痰量少，色白质黏，恶心欲吐，少气懒言，神萎肢倦，动则气促、胸闷、心悸，舌质暗、苔薄黄。

西医诊断：肺癌。

中医辨证：肺积（气阴两伤，毒瘀互结）。

治法：养阴散结活血。

处方：鳖甲 20g，莪术 10g，冬凌草 20g，猫爪草 20g，葎草 20g，北沙参 20g，天冬 20g，麦冬 20g，百合 20g，薏苡仁 20g。7 剂，水煎服，日 1 剂。

二诊（2009 年 9 月 18 日）：骨髓抑制情况较前减轻，白细胞、血小板、血红蛋白较前上升，纳增神旺，余证仍在，治疗有效，击鼓再进。21 剂后诸症渐减，病情渐趋稳定。

按：本例患者为晚期肺癌合并远处转移，胸膜、纵隔转移，预后欠佳，在西医放化疗后出现多系统的不良反应，正虚邪实，攻之不可过峻，补之不可碍邪，是谓处于进退两难之境地。刘教授从益气养阴以扶正着手，扶助后天之胃阴不败，以保证人体之精气血脉充实；同时配以化湿健脾，补消兼施，使患者病情稳定好转。方中冬凌草、猫爪草、葎草有益气养阴补肺、化痰散结抗癌之效，常用于治疗肺癌。肿瘤患者由于长期工作压力大，各种不良情绪蓄积导致疾病的发生，加之患病后本身情绪低落，导致肝气郁结，故在养阴散结的基础上，加入疏肝理气之品，调畅气机，同时辅以情绪辅导，调畅情志与气机，促进血脉运行，体现人文关怀的理念，也有助于患者增强战胜疾病的信心。肺癌中医辨为痞癖，证属邪毒侵肺，痰瘀互结。《杂病源流犀烛》曰："邪积胸中，阻塞气道，气不宣通，为痰……为血，皆得与正气相搏，邪既胜，正不得而制之，遂结成形而有块。"久病邪侵，又致阴液暗耗，加之放化疗之火热毒邪耗气伤津，更加重阴液的亏损，导致五脏六腑皆虚，而见阴虚火旺之象，此时单纯养阴不足以顾护其津液，故我认为可选用黄芪扶正补气，气主煦之，津液为物质基础，阴主濡之，充分发挥气能生津、气能行津、气能摄津之功能。

（刘华蓉　整理）

（三）肺癌术后胸痛头痛案

蔡某，女，63 岁，2019 年 4 月 23 日初诊。

主诉：右上肺癌术后 1 年余。患者于 2017 年 11 月 30 日行右上肺癌手术，术后做了4个疗程化疗。数月来出现胸痛、背痛、头痛、咳嗽、咯痰。复查CT报告提示：左肺上叶尖后端磨玻璃结节2个，右肺结节3个。刻下：胸痛连背，头痛，时有咳嗽，咯痰，呼吸不利，下肢微肿，时呈感冒状，偶有发热汗出，口干口苦，脘痞纳差，二便尚可。舌红，苔黄厚，脉弦滑略数。

西医诊断：肺癌。

中医辨证：肺积（肺络受损，痰瘀交阻）。

治法：养阴解毒，化痰逐瘀，通络止痛。

处方：鳖甲20g（先煎），莪术10g，葶苈子10g（包煎），冬凌草20g，猫爪草10g，白芥子20g，厚朴10g，苍术10g，砂仁6g（后下）。20剂，水煎服，每日1剂。

二诊（2019年7月2日）：守上方服药至今，自诉咳嗽、咯痰、纳食等均有好转，仍感头痛，胸背疼痛，舌红，苔薄黄，脉弦滑。守方加减，上方去白芥子、厚朴、苍术、砂仁，加蔓荆子20g，藁本20g，羌活10g，鹿角霜20g。20剂，水煎服，每日1剂。

三诊（2019年11月19日）：服药后胸背疼痛已止，自行停药。仍感头痛、目胀、便秘，余无明显不适。于前方加减，去蔓荆子、藁本、羌活、鹿角霜，加紫菀20g，炒决明子20g，白芷20g，细辛3g。20剂，水煎服，每日1剂。

四诊（2020年6月9日）：守上方坚持服用，诸症明显好转，病情平稳，随症加减调治。

按： 本例患者系肺癌术后，并进行了化疗。就患者病情分析，一是肺癌手术创伤，元气虚亏，膜络受损；二是化疗之药毒，损伤正气与膜络；三是可能残存，或潜伏，或隐匿，或转移的癌毒，痰瘀互结，膜络郁滞。诸因并至，而致肺部结节、咳嗽、咯痰、胸背疼痛、头痛等。刘教授指出，治病求本，不能千篇一律，要看疾病的轻重缓急，在病急、病重的情况下，就要首先治标。本案既要重视"正气虚亏"，也要重视"痰""瘀"互结与膜络郁滞。痰夹瘀血，碍气而病；痰夹瘀血，遂成窠囊。故本案主治大法为养阴解毒，化痰逐瘀，通络止痛。初诊则侧重治脾治痰治瘀，处方以刘教授自创"甲术二草汤"合平胃散加减，投以鳖甲、莪术、冬凌草、猫爪草，养阴解毒，化痰散结，逐瘀消癥；葶苈子专泻肺中之实，以平喘咳；白芥子消痰利气散结；苍术厚朴与燥湿运脾，砂仁行气宽中，醒脾化湿。《丹溪心法·痰》曰："治痰法，实脾土，燥脾湿，是治其本也。"许学士"用苍术治痰饮成窠囊，行痰极有效"。二诊咳嗽、咯痰、纳食等均有好转，痰湿渐化，脾胃运纳渐复，去白芥子、厚朴、苍术、砂仁，加蔓荆子、藁本、羌活以风药通络止痛；鹿角霜温补脾肾之阳以通督脉，治诸虚百损，扶助正气。三诊胸背疼痛已止，以白芷、细辛移去蔓荆子、藁本、羌活、鹿角霜，仍以风药止头痛；加紫菀温肺化痰，并与炒决明子相伍通利大便，对症治疗。

刘教授治疗肿瘤强调治病求本，标本缓急又灵活变通。主要搞清病因、病性、病势、病位，主张辨病、辨证、对症治疗相结合。刘教授认为治疗肿瘤"平衡阴阳"为第一要务。遵从《内经》"谨察阴阳所在而调之，以平为期"。重视阴阳平调，通过综合各种不同治法，损其有余，补其不足，使机体阴阳复归于平衡。刘教授治疗肿瘤，不拘于一法，主张针刺、艾灸、药物等不同治法按照病症的不同而灵活辨证运用，内治法与外治法并举，优势互补，增强疗效。临床对肿瘤所致疼痛患者，除内服汤剂之外，创制蟾灵膏内服，加强抗癌消癥疗效，还根据患者疼痛部位或体表包块的特点，研制了温阳化癥膏外敷镇痛，以增强疗效。认为"平衡阴阳，内外修治"是肿瘤防治的重要法则之一，这也是刘教授"引疡入瘤""从膜论治"学术观点在肿瘤辨治上的应用。

（吴曦　整理）

（四）肺癌咯血案

毕某，女，63 岁，2020 年 6 月 30 日初诊。

主诉：肺癌 10 月余。患者 2019 年 8 月体检查出肺部包块，西医院确诊为"肺癌"，按病情进行了化疗，未做手术，未做放疗。刻下：咳嗽，咯血，时有鼻中出血，咽喉不利，时有痰涎，平素汗多，神疲倦怠，面暗少华，口苦舌木。全舌瘀暗，舌边瘀暗尤甚，苔薄微黄，脉细涩。

西医诊断：肺癌。

中医辨证：肺积（癌毒侵肺，痰瘀交阻）。

治法：养阴解毒止血，化痰逐瘀消癥。

处方：鳖甲 20g（先煎），莪术 10g，葶苈子 20g（包煎），冬凌草 20g，猫爪草 10g，仙鹤草 20，花蕊石 20g（先煎），黄芩 10g，黄连 6g。30 剂，水煎服，每日 1 剂。

二诊（2020 年 8 月 4 日）：咯血已止，余症改善。以上方加减，去仙鹤草、花蕊石、黄芩、黄连，加白芥子 20g，水蛭 6g，黄精 20g，山萸肉 20g。30 剂，水煎服，每日 1 剂。

三诊（2020 年 9 月 15 日）：偶有鼻出血，精神好转，舌质瘀暗明显减轻，余症亦明显好转。以上方加减，去猫爪草，加葎草 20g。30 剂，水煎服，每日 1 剂。

四诊（2020 年 10 月 13 日）：鼻出血已止，大便不成形，仍感舌木，舌边紫暗，苔少，余无明显不适。上方去白芥子、黄精，加川芎 10g，肉豆蔻 6g。30 剂，水煎服，每日 1 剂。

后随访患者病情平稳，咯血、鼻衄未发，仍以主方随证加减，并嘱其饮食忌口，如忌食虾、蟹、羊肉、牛肉、鸽子、鹌鹑等发物。

按：本例患者体检查出肺部包块，西医院确诊为"肺癌"，只做化疗，未做手术和放疗。就患者病情分析，一是癌毒侵肺，肺之宣肃失职，痰瘀交阻，膜络并损，出现咳嗽、咯血等症状；二是化疗之药毒与癌毒并袭，人体气血与膜络并损，膜络瘀阻，出现面部发暗少华、舌木、全舌瘀暗等症状。其治疗针对癌肿，强调"抗癌消癥"，首先控制病情发展；针对化疗，强调"扶正减毒增效"。辨病、辨证、对症治疗相结合，故本案主治大法为养阴解毒止血，化痰逐瘀消癥。处方以刘教授自创"甲术二草汤"加减，初诊投以鳖甲、莪术、冬凌草、猫爪草，养阴解毒，化痰散结，逐瘀消癥；葶苈子专泻肺中之实，以平喘咳；仙鹤草收敛止血，花蕊石化瘀止血；黄芩、黄连清热解毒。二诊咯血已止，去仙鹤草、花蕊石、黄芩、黄连，加白芥子消痰利气散结，水蛭破血逐瘀，二药加强化痰逐瘀消癥之力；黄精养阴润肺，健脾补气，山萸肉补益气血，滋补肝肾，收涩固脱，二药加强扶正抗癌消癥之力。三诊以萹草代替猫爪草，加强清热解毒，消瘀抗癌之力。本案体现了刘教授"引疡入瘤""从膜论治"的学术思想，针对癌肿包块，将疡科消、托、补三法迭进，以扶正抗癌消癥；针对膜络受损，除化痰逐瘀，通利络膜外，更是加强清热解毒与止血复膜之力。

（吴曦　整理）

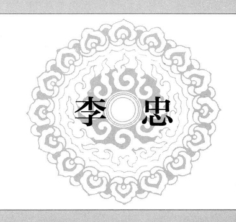

李〇忠

一、医家简介

李忠（1968—　　），男，北京人。著名中医肿瘤临床专家，北京中医药大学东直门医院主任医师、教授、博士研究生导师。先后荣获"人民好医生""国之名医·卓越建树"等荣誉称号，现任世界中医药学会联合会肿瘤外治专业委员会会长、北京保护健康协会副会长、中华中医药学会中西医结合肺癌诊治一体化平台专家委员会副主任委员、北京中医疑难病研究会副会长、北京中医疑难病研究会肿瘤协作委员会会长。长期从事中医药及中西医结合治疗恶性肿瘤的临床、科研和教学工作，在采用中医药和中西医结合疗法治疗恶性肿瘤方面积累了丰富的临床经验，尤其擅长中医药治疗肺癌、肝癌、胃癌、肠癌、乳腺癌、淋巴瘤、脑瘤、白血病等多种恶性肿瘤，并在肿瘤术后预防复发、转移和癌性疼痛的治疗，以及肿瘤放疗、化疗中药增敏解毒方面有较为深入的研究。在积极临床实践的同时，不断汲取现代肿瘤研究成果，根据肿瘤细胞的特性及中医用药特点，首次提出"癌状态论"，并提出改变"癌状态"的"状态疗法"，该疗法开创了中医抗癌的新理念。并据此理论研制出芪甲扶正胶囊、三黄散结胶囊等抗癌中药配方，临床取得了较好的疗效。先后编著多部中医肿瘤专著，代表著作《癌状态论》《临床中医肿瘤学》《中医肿瘤外治学》《专科专病名医诊治经验——肿瘤》《现代中医肿瘤诊疗手册》《癌，是一种状态》《李忠肿瘤验案精选》等，主持及参与多项国家级、省部级科研课题研究，并先后负责5项国家中药三类新药的临床设计与开发研究。

二、学术观点

（一）衷中参西提出"癌状态论"

西医学认为，癌是机体在各种致癌因素的作用下，局部组织异常增生而形成的新生物。癌细胞是异常增生的细胞，其不受任何约束，任意增殖，可向周围扩散，无论是硬如磐石的骨质，还是韧如牛皮的筋膜，都可以被之侵犯损害。中医称癌为岩、积聚、癥瘕，认为其多由于正气不足，气滞、血瘀、寒凝、湿聚日久凝聚而成。而对于"癌"本质的思考，李忠教授认为某一种或几种病理因素并不能诠释其含义，而癌应该是一种状态，即"癌状态"，属于一种人与自然、人体内部五脏六腑之间失衡的状态。

著名的《癌生物学》已阐明癌细胞是由机体细胞分化而来的，而不是外来的，从分子生物学角度分析，可能是由于基因调控的失调，破坏了正常细胞生长的平衡调节，使细胞生长失去控制。同时，正常免疫功能缺陷也是癌发生的条件。中医学一贯强调"天人相应"和"整体性"，人与自然之间不断进行物质和能量的交换，以维持阴阳的动态平衡。同时，体内各系统之间亦不断进行物质和能量的交换，维持着各系统间的阴阳动态平衡。李忠教授认为，人体与自然、体内各系统、细胞内外时刻都处于一种动态的阴阳平衡中。正如《素问·生气通天论》所言："夫自古通天者生之本，本于阴阳。天地之间，六合之内，其气九州九窍、五脏、十二节，皆通乎天气。其生五，其气三，数犯此者，则邪气伤人，此寿命之本也。"又言："苍天之气，清净则志意治，顺之则阳气固，虽有贼邪，弗能害也……失之则内闭九窍，外壅肌肉，卫气散解，此谓自伤，气之削也。"说明了人体与自然的统一性，由于各种内外因作用破坏了人体与自然的动态平衡，阴阳失和，则容易导致疾病产生。《素问·生气通天论》曰："凡阴阳之要，阳密乃固，两者不和，若春无秋，若冬无夏，因而和之，是谓圣度。故阳强不能密，阴气乃绝；阴平阳秘，精神乃治；阴阳离决，精气乃绝。"人体与自然界阴阳动态平衡的失调，进一步会影响体内各脏腑间的平衡，使五脏之气运行失调，经络气血流行不畅，正气受阻，邪气滋生，久之则癌毒内生。正如《灵枢·百病始生》云："是故虚邪之中人也，始于皮肤……留而不去，则传舍于络脉……留而不去，传舍于经……留而不去，传舍于输……留而不去，传舍于伏冲之脉……留而不去，传舍于肠胃……留而不去，传舍于肠胃之外、募原之间，留著于脉，稽留而不去，息而成积。或著孙脉，或著络脉，或著经脉，或著输脉，或著于伏冲之脉，或著于筋，或著于胃肠之募原，上连于缓筋，邪气淫泆，不可胜论。"西医学所言肿瘤细胞是由正常机体细胞而来，与中医学的癌毒内生有不谋而合之处。

因此，以中医角度来认识细胞癌变，实质上就是由于体内平衡失调，导致细胞内外阴阳失和，阳气不能内固，促进细胞分化的原动力不足而造成的细胞突变，进而形成癌瘤。而细胞癌变后呈现的机体失衡状态，我们则称之为"癌状态"。基于"癌状态论"开展对于肺癌"防–筛–诊–治–康"全程管理，可以有效提高肺癌的预防、治疗和康复，建立更有效的中西医肺癌整合医学体系，发挥中医药在肺癌防治中的重要作用。

（二）守正创新重解"癌症病机"

《素问·至真要大论》言"审查病机，无失气宜"，"谨守病机，各司其属"，重视中医病机在临床实践中的核心作用，肿瘤的治疗同样自始至终贯穿了"病机中心论"的思想。一般认为，癌瘤发生的根本病机在于"正虚毒聚"，但对于其主要病位、病机转化的论述较为混乱，李忠教授根据多年临床经验，并基于中医经典理论认识，创新性重新解析癌症的病机。

1. "阴阳气不相顺接"是癌的病机基础

癌症属中医"积聚""癥瘕""岩""失荣""石疽"等范畴，其病因病机变化多端，痰、瘀、热毒、虚等常混杂为患，临床表现各异，大多阴阳乖违，寒热错杂，同一机体内同时存在截然相反的病理现象，这些症状特征与《伤寒论》厥阴病有许多不谋而合之处。李忠教授认为癌症的病位在厥阴，其病机基础在于"阴阳气不相顺接"，其证属阴阳错杂、寒热混淆。

癌症是全身疾病的局部表现，临床中由于其发生的部位不同导致症状复杂多变，但究其根本病位，李忠教授认为主在厥阴。从脏腑经络系统看，厥阴包括足厥阴肝、手厥阴心包。从《伤寒论》厥阴篇并结合临床分析，厥阴主要以足厥阴肝经为主。从足厥阴肝经的经络循行路线看，肝经起于大趾，循足跗，上内廉，循股阴，入毛中，过阴器，抵小腹，挟胃，属肝，络胆，上贯膈，注肺，布胁肋，循咽喉，连目系，环唇内，上至额巅，交太阴而通三阴经，交阳明而通三阳经，交督脉而通奇经八脉，可谓贯穿上下，循行部位广泛，故厥阴肝经上的变化均能直接或间接地反映各脏腑的病变。从阴阳学说系统看，厥阴代表阳气最衰的阶段，作为阴尽阳生的转折点。如《伤寒论直解·卷五》曰："厥阴者，两阴交尽，阴之极也。阴极阳生……"说明两阴交尽而衰变之厥阴，包含阴气主退，物极必反，阳生于阴，阴中有阳之意。可见，在阴阳消长转化过程中，厥阴处于"阴尽阳出，阴中含阳"的特殊阶段。在此阶段，"人惟阳得下行以接乎阴，则阴中有阳，而无厥证；惟阴得上行以接乎阳，则阳中有阴，而无发热证。此之谓顺"。即人体阴阳之气的顺利转化、交接是维持生命活动有序发展变化的保障。一旦病邪影响厥阴，必出现阴证、阳证并见，常表现为寒热错杂的复杂证候，这也与肿瘤临床复杂证候相似。

人体的气血津液要靠阳气的推动才能发挥正常的生理功能，正常状态下，阴阳气相顺接表现为阳降而交阴，阴升而交阳，两相顺接，阴阳协调，升降出入平衡，则肺得以宣发肃降，脾能升清胃能降浊，心火下而肾水升，正常的生理活动得以维持。如出现阴阳气不相顺接，则机体气血、脏腑、升降、出入、表里、上下等失调、紊乱，阳气失于温煦、推动津液精气的运行，即所谓"阳化气，阴成形"，寒从中生，气滞血瘀，湿聚痰凝，最终有形之癥瘕积聚便得以形成。《伤寒论·辨厥阴病脉证并治》曰："凡厥者，阴阳气不相顺接，便为厥。厥者，手足逆冷者是也。"即"阴阳气不相顺接"是导致厥证的基本病机。日人山田正珍先生于《伤寒论集成》中指出："阴阳气不相顺接者，谓血气否寒，不能升降，所谓天地不交是也。……人身血行之道二矣，其一起于心脏，以顺行周身，是之谓动脉。其一起于动脉所尽之处，受动脉之血逆行，而还入于心，是之谓血脉……所谓阴阳二字，盖动脉血脉是也。"认为阴阳气为动脉和静脉，阴阳气不相顺接，指人体血液运行不畅。气为血之帅，血液运行否塞的同时，一定伴随着气滞，故"阴阳气不相顺接"理论是基于阴阳理论基础的人体经脉气血等循环障碍。

"阴阳气不相顺接"是阴阳失调的危重阶段，正是由于阴阳气不相顺接，使阴阳不能相互协调而各趋其极，故肿瘤患者临床多见从阴化寒、从阳化热之阴阳错杂、寒热混淆的复杂病证。基于此，李忠教授认为"阴阳气不相顺接"是癌症的核心病机基础。

2. "耗散"是癌的病机转化关键

李忠教授认为癌症病机转化中最重要的特点可概括为"耗散"，其体现在两个方面，即正气耗散与邪毒扩散趋势，并且在不同肿瘤及肿瘤的不同阶段（病程）中有不同程度的体现。换而言之肿瘤病机的本质性特征，一是肿瘤患者自始至终表现正气耗散、正虚失于固摄的过程，一则是癌毒本身具有易于扩散转移的特性。从生理上讲，正气与癌毒之间的关系表现为：正气具有抗癌、固癌的双重作用，正气具有抗邪的本能，癌毒一旦产生，正气即做出反应以发挥其抗癌能力；正气还具有固摄癌毒、抑制癌毒扩散的作用，这一作用贯穿疾病全程。只有在癌毒的扩散能力超过了正气的固摄能力的情况下，才会发生癌毒扩散、肿瘤转移。从病理上讲，正虚与癌毒又互相联系，互相影响。正虚是导致癌毒产生的病理基础，如《医学汇编》所谓"正气虚则为岩"。同时，正虚失于固摄，又使癌毒更易于扩散，形成转移；癌毒耗散正气，又可以加重正虚。双方力量对比处于动态变化中，疾病初期，正气的抗癌、固癌能力尚强于癌毒的致病力，癌毒深伏，扩散趋势受到一定程度的抑制，临床常无明显症状和体征；随着正气的耗散，正虚进一步加重，癌毒的致病力超过正气的抗病力，疾病进展，出现临床症状和体征，癌毒发生扩散，形成转移，进入中期；恶性肿瘤晚期，毒势鸱张，邪毒淫溢，流散四方，正气大虚，逐渐出现阳虚阴竭，阴阳离决而死亡。

3. "气滞血瘀痰凝"是癌病机的外在表现

目前中医肿瘤的研究多围绕着气滞、血瘀、痰凝等病理因素，许多学者认为肿瘤发生的基本病机就在于气滞、血瘀、痰凝，并由此形成了肿瘤"气郁为主论""血瘀为主论""痰邪为主论"等病机学说，创立了"疏肝理气""活血化瘀""化痰散结"等肿瘤治疗大法。但李忠教授认为，"癌"既不是一种细胞，也不是单指痰或瘀，"癌"应该是一种状态。在这种状态下，呈现出气滞、血瘀、痰凝的病理环境，加之癌毒内生耗伤正气，正气不能内守，导致正从邪化，使正常的气血转化为"恶气""恶血"，从而出现"癌瘤"。在这一过程中，气滞、血瘀、痰凝为机体肿瘤发病创造了必要的土壤环境；同时，癌瘤的发生又加重了气滞、血瘀、痰凝的程度，使机体在外在表象上呈现出气滞、血瘀、痰凝的状态。由此可见，气滞、血瘀、痰凝等并不是导致癌瘤发生的原始驱动因素，这些病理因素多是癌瘤形成的环境条件，同时也是癌状态形成后的外在表现。（图1）

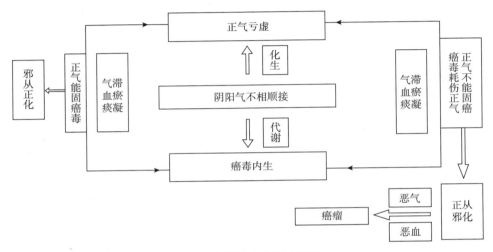

图1 中医肿瘤病机示意图

综上，李忠教授认为癌是基于"阴阳气不相顺接"的厥阴病核心病机，在气滞、血瘀、痰凝的病理环境中，癌毒侵袭，正气逐步"耗散"而产生的一类疾患。此认识不仅丰富了恶性肿瘤疾病的中医病机内涵，而且为临床提供了创新的治疗思路。

（三）改变状态推崇"抗癌六法"

李忠教授基于"癌状态论"提出了状态疗法，是根据中医天人相应的原则，采用天然中草药，调节五脏六腑的功能状态，恢复人体阴阳平衡、脏腑平衡、气血和调，达到人与自然、人体内部环境的协调，杜绝了"癌细胞"生存的土壤，从根本上控制癌细胞转移和扩散。临床中，李忠教授通过20余年的研究发现，注重患者的整体状况，改善患者的机体内环境，临床就能取得很好的效果。根据"状态疗法"原则，中医抗癌六大法则是状态疗法的基本内容，通过固摄正气，振奋阳气，调理心、肝功能，促进体内毒素排除，达到阴阳和、脏腑和、气血和的目的。

1. 固摄法

固摄正气，防止正气的耗散，纠正正虚失固的状态。固摄癌毒，防止或减少癌毒的扩散与转移。正气本身具有对癌毒的固摄收束作用，在"正虚"状态下，癌毒的扩散与转移趋势超过了正气的防护约束力，疾病便会进展。在固摄法对正气及癌毒的双重作用下，正气的耗散趋势得到抑制，正气水平得以提升，抗癌、固摄癌毒的能力增强，癌毒的扩散转移趋势同时受到抑制。常见的药物如酸味药：如白芍、乌梅、五味子、酸枣仁、菝葜等；涩味药：如龙骨、乌贼骨、椿根皮、赤石脂、芡实等；咸味药：如牡蛎、文蛤等。处方中某些药物或烧炭存性，或用醋制，如杜仲炭、小茴香炭、芍药炭、醋制大黄等。冬虫夏草补益固摄肺、肾之气，黄芪益气以固摄中气、卫气，桑螵蛸补肾固精，白果、蛤蚧敛固肺肾之气，山茱萸补肝肾、敛精气，莲子肉养心益肾补脾以敛精气。

2. 调心法

《灵枢·邪客》曰"心为五脏六腑之大主"，"心动则五脏六腑皆摇"。研究也显示，肿瘤与情志关系密切。临床常用药物：珍珠粉、琥珀粉、枣仁、夜交藤、牡蛎、远志等。

3. 柔肝法

我们认为肿瘤病在厥阴。从脏腑经络系统看，厥阴包括足厥阴肝、手厥阴心包。从《伤寒论》厥阴病篇并结合肿瘤临床分析，厥阴主要以足厥阴肝经为主。癌症的关键病机在于阴阳气不相顺接，气滞血瘀痰凝所致。传统中医学认为肝为血海，为孕育生命之海，其性喜条达。正如《血证论》曰："肝主藏血，血生于心，下行胞中，是为血海。凡周身之血，总视血海为治乱。血海不扰，则周身之血，无不随之而安。肝经主其部分，故肝主藏血焉。至其所以能藏之故，则以肝属木，木气冲和条达，不致遏郁，则血脉得畅。"肝为将军之官，主要作用在于治理体内出现的"动乱"，正如《灵枢·灵兰秘典论》曰："肝者，将军之官，谋虑出焉。"癌症的发生与肝气遏郁有密切关系。所以，临床中通过柔肝，恢复肝的平衡，是对癌化有为无的首选。正如现代医家秦伯未先生在《清代名医医案精华》中所讲："肝为刚脏，非柔润不能调和也。"

4. 温阳法

中医学认为肿瘤属阴瘤，临床实践证明，体质偏寒的人患肿瘤居多。肿瘤发展到晚期往往兼有阳虚证候，如畏寒肢冷，气短而喘，神疲乏力，少气懒言，面色㿠白，浮肿，小便清长，大便溏薄，脉沉迟等，或为水气病，或为恶性积液。阳虚寒证责之于心、脾、肾，温阳亦当分温通心阳、温补心肾。肿瘤患者温阳不仅仅是治疗阳虚，还可增强脏腑功能，促进气血运行，津液代谢。常用药物：附子、肉桂、桂枝、干姜、硫黄、川椒目、吴茱萸、高良姜、鹿角胶、鹿茸等。

5. 通利二便法

通利二便是祛除毒邪的有效方法之一。通过通利二便，可祛除有形邪气以除癌毒，攻肠胃之邪以调畅气机，防止有毒中药（蟾蜍、蜈蚣、斑蝥、巴豆、白砒、轻粉、红粉等）蓄积中毒。常用药物有大黄、玄明粉、二丑、槟榔、番茄叶、巴豆、土茯苓、金钱草等。

6. 以毒攻毒法

癌毒是目前中医肿瘤界普遍认为肿瘤发病因素中的"毒邪为患"之毒。癌毒的产生有先天的因素，也有后天调养不慎的原因，各种原因使五脏蓄毒不流，癌毒就产生了。只有体内有癌毒，复加上六淫、七情、饮食劳倦等因素的诱发，才有可能患癌。治疗癌毒，除有华佗的"刳破腹背，抽割积聚"的手术疗法外，主要有"以毒攻毒"的治法。常用药物有斑蝥、蟾蜍、砒石、狼毒、喜树、壁虎、白花蛇、轻粉等。但临床采用这些药物的时候，必须全面了解"以毒攻毒"方药不良反应、治疗及中毒剂量，选用合适的剂型，临床注意服药时间及方法。一般而言，"以毒攻毒"方药，晨起空腹服用或两顿饭之间服用效专力宏，而对消化道刺激较重的方药及体质较弱者宜饭后服药。马钱子制剂宜睡前服，宜用蜂蜜及浓糖水送服。斑蝥制剂宜用鸡蛋清送服。

（四）肺癌辨治遵循"杂合以治"

肺癌属于恶性程度较高的肿瘤疾病，虽然近年来其发病率已被乳腺癌"后来居上"，但肺癌的死亡率仍是全球首位。基于肺癌复杂的病理机制和生物学特性，单纯的西医临床疗效并不满意，故而"综合治疗"在肺癌中的应用尤为重要。中医所谓的"杂合以治"与现代肿瘤"综合治疗"十分相似，其主要根据不同肿瘤不同阶段的临床特点，运用中医辨证观和整体观，有计划地、合理地应用中医各种治疗手段，改善患者体内脏腑阴阳失衡的状态提高肿瘤患者生存质量，最大限度延长生存周期，并且提高治愈率。"杂合以治"包括内治法、外治法、食疗、心理治疗、气功治疗、针灸治疗等多种方法的结合。李忠教授根据肺癌不同阶段临床特点，提出了肺癌"杂合以治"的临床基本思路。

1. 肺癌早期、中期或康复期初期

肺癌发病早期和中期正气尚未衰，治则重在祛邪，同时兼顾补，采用"大攻小补，攻中有补"的原则。而肺癌康复初期，由于肿瘤被消灭或控制，机体也受到一定损害，临床主要表现为正虚邪弱，治则重在扶正祛邪。肺癌发病早期、中期或康复初期，均属于肺癌临床易变期，证候表现复杂，所以治疗应以内治为主，根据肺癌患者的临床症状，采用辨证施治或主方加减，一般而言，肺癌早期和中期多见气阴两虚证、气虚血瘀证和脾虚痰湿证。治以益气养阴、健脾化痰和益气化瘀之法。口服汤药可分别选用沙参麦冬汤、六合汤和补阳还五汤加减。而康复初期多见气阴两虚证和肺脾气虚证，治以益气养阴和健脾益肺之法。汤药可分别选用沙参麦冬汤和六君子汤加减。除口服中药外，还可选用一些中成药静脉制剂，如康莱特注射液、榄香烯乳注射液、华蟾素、艾迪注射液、生脉注射液、复方苦参注射液等。临床应用这些抗癌中药制剂时，也应根据临床辨证合理应用。如瘀滞较明显者，选择榄香烯乳注射液；气虚明显者，选用艾迪注射液；气阴两虚者，选用生脉注射液等。

2. 肺癌康复中期和后期

一般而言，肺癌康复中期和后期，患者机体正气逐步恢复，肿瘤得到较为彻底的控制，临床以正胜邪祛为特点，治疗重点在于扶助正气，消除余毒。由于本阶段患者病情基本平稳，临床证候无明显变化，所以药物剂型选择口服中成药为主，同时注意食疗。肺癌临床常用的口服中成药有西黄丸、梅花点舌丹、金复康口服液、参一胶囊、威麦宁胶囊、贞芪扶正胶囊、至灵胶囊等，临床可根据患者具体情况，合理选择。

3. 肺癌放化疗期

放、化疗是肺癌主要的西医治疗手段，放、化疗期间，由于治疗所导致的恶心、呕吐、食欲不振等消化道反应，使口服中药受到了一定的限制，所以该阶段最好选择静脉给药。根据肺癌放、化疗期的临床特点，通常选择参麦注射液、参芪注射液、康莱特注射液等，这些制剂不仅可以尽量减少放疗、化疗的毒副作用，而且可以加强和保护机体的抗病能力，提高机体免疫力，有的还可增加放、化疗的效果。静脉给药的同时，配合针灸、饮食和心理治疗。针灸具有双向的免疫调节作用，同时，可降低放、化疗的毒副作用。如针灸可有效缓解化疗的消化道反应等。治疗肺癌常取穴：风门、心俞、肺俞、膻中、尺泽、中府，配列缺、内关、足三里，咳嗽、咳痰者取丰隆、天突。

4. 肺癌晚期，体质状况较差者

肺癌晚期，正气耗散，已不堪攻伐，临床以正衰邪胜为特点，治疗采用"大补小攻"的措施，补虚扶正为主，祛邪抗癌为佐，借大补以增强患者体质，提高抗癌能力，小攻使肿瘤停止发展。本阶段，患者多表现为恶病质状态，进食困难，所以，中医治疗以外治配合静脉给药为主，外治包括有氧雾化吸入、穴位贴敷等。外治是相对内治而言，所谓外治疗法是中药外用为体表直接给药，经皮肤或黏膜表面吸收后，药力直达病所，迅速有效，且避免口服液经消化道吸收所遇到的多环节灭活作用及一些内服药带来的某些毒副作用，特别是晚期肿瘤患者，正气衰弱，不耐攻伐，单靠内服药疗效不佳，中药外敷更具优势，其具有局部治疗和全身调节的作用。此外，肺癌晚期患者重点在于扶助正气，故临床选择静脉制剂时，也应该以扶正为主。可选择参麦注射液、参附注射液、参芪注射液、生脉注射液、康莱特注射液等。

三、临床特色

（一）"辨证候，分阶段"论治肺癌

1. 辨证候

辨证论治是中医治疗疾病的基本原则，临床治疗任何疾病都应首先明确证候类型，才能遣方用药。李忠教授临床辨治肺癌，重视辨病性、辨舌脉、辨标本和辨症状。

（1）辨病性：肺癌为邪毒肿块结聚于肺，属里证。局部为实，多痰、瘀、毒互结而致，临证应辨明属痰盛、瘀多而分治之。全身属虚，以气阴两虚多见，早期以肺之气阴不足常见，后期以肺、脾、肾三脏俱虚为主。

（2）辨舌脉：肺癌之脉弦滑大数者多实证，标实者气滞血瘀、痰阻、热壅等毒邪较盛，病情有进一步发展的趋势。脉细、缓、弱、涩者多虚，提示气血亏少，精气不足，病至中晚期，愈后较差。舌质淡胖、齿痕裂纹者属虚。舌质青、红、暗、紫有瘀斑、瘀线者属实，其中舌体两侧有瘀线者为"肝癌线"，是肝癌患者常见舌象，李忠教授认为肺癌肝转移者易可见此种舌象。舌苔方面，苔厚者多痰湿，黄者夹热，白者多寒，无苔者多津液亏乏，阴虚较甚。

（3）辨症状：症状反应是中医辨证的基础，肺癌以咳嗽、咯痰、咳血、胸痛、胸闷气急等为中心症状，临证应详审之、细辨之。辨咳嗽、有痰无痰，若有痰，是泡沫痰还是黏痰或是黄脓痰。白泡痰为脾虚痰湿，黏稠痰或黄脓痰为热毒恋肺。痰血或咯血，应察看血之色泽，有无紫血块，色泽鲜红为肺热伤络，如有紫血块说明气机不畅，痰血内结而损伤络脉；若为腥臭脓痰伴血块，说明热毒、瘀血结于肺脏。辨胸痛，应辨疼痛的性质，若胀痛、窜痛为主者为气滞所致，针刺刀割样剧烈疼痛者多为血瘀引起。辨发热应辨明是气虚发热、阴虚发热、湿热留恋而发热,还是热毒侵肺发热等。辨胸闷气急应辨明是肺失宣肃所致,还是动则气短的肺肾两虚所致。

(4)辨标本:肺癌是正气虚损,痰气瘀毒胶结肺部的疾病,总属本虚标实,但因谨守全身属虚这一关键点,肺为娇脏,最易耗散气阴,故气阴两伤贯穿肺癌发病始终。

李忠教授认为肺癌是多种病理因素综合作用的结果,本病是因虚而得,因虚致实,全身属虚,局部属实的疾病。虚、瘀、痰、毒贯穿了肺癌的整个发病过程。"虚"主要表现为气阴两虚,气阴两虚是肺癌发病的内在病理基础,瘀、痰、毒是肺癌发病的必然条件。因此,李忠教授提出了肺癌的基本证型特征为气阴两虚,毒瘀互结,特别是晚期肺癌患者其征象尤为明显。临床治法以益气养阴与活血化瘀、解毒抗癌同施,辨证与辨病结合,常能取得较好的效果。

2.分阶段

李忠教授同时还重视肺癌临床分期和治疗阶段,在中医辨证的基础上结合疾病的不同时期、治疗方式,对患者的整体治则治法进行精准把控。

(1)肺癌早期、中期或康复期初期:肺癌发病早期和中期正气尚不衰,治则重在祛邪,应采用大攻小补,攻中有补的原则。而肺癌康复初期,临床主要表现为正虚邪弱,治则重在扶正祛邪。李忠教授通过大量临床实践发现,肺癌早期和中期多见气阴两虚证、气虚血瘀和脾虚痰湿证。治以益气养阴、健脾化痰和益气化瘀之法。而康复初期多见气阴两虚证和肺脾气虚证,治以益气养阴和健脾益肺之法。

(2)肺癌康复中期和后期:此时期肺癌患者体质逐步恢复,肿瘤控制情况良好,临床以正胜邪去为特点,治疗重点在于扶助正气,消除余毒。本阶段患者病情基本平稳,临床证候也无明显变化。

(3)手术、放化疗期:西医学的手术、放疗和化疗会患者整体气血阴阳状态产生影响,而证候也可能随之发生变化。李忠教授认为术前的治疗以扶正培本、清热解毒、调整阴阳为主,手术之后患者多正气虚损更甚,故治疗以益气养阴、清肺化痰为主。中医认为放疗属于"热毒""燥邪"之类,因此，放疗期间肺癌患者多表现为燥热伤阴之证，应以益气养阴润燥为主，首选沙参、麦冬、石斛、枇杷叶、百部、百合、玉竹等。而对于化疗期间骨髓抑制的表现，李忠教授常施以补气血、益肝肾、化瘀血之法，常用四物汤加二至丸、当归补血汤加二仙汤。化疗引起的胃肠道不良反应，恶逆呕吐明显者，多用温胆汤、旋覆代赭汤等。

（4）肺癌晚期：肺癌晚期，正气耗散，患者多体质状况较差，已不堪攻伐，临床以正衰邪胜为特点，治疗采用大补小攻的措施，补虚扶正为主，祛邪抗癌为佐，借大补以增强患者体质，提高抗癌能力，小攻使肿瘤停止发展。

（二）"执复法，驭大方"庞而不乱

复法大方是针对疾病的多重复杂病机，组合运用数种以上的治法，处方药味数目超过常规的一种特别的治疗用药方法。一般而言，包含有三四种或更多治法，用药多在 20 味以上，甚至 30 ～ 40 味。著名中医学者裘沛然教授认为："大方复治法是治疗危急大证取得较好疗效的有效方法之一。"岳美中教授也指出："对于症状非常复杂的疾病，要用许多药物组成大方来治疗。"大方复治法并非简单的治法和方药的拼凑，大方组成须以病机为中心，应观其脉证，知犯何逆，随证论之，进入了方无定方、法无定法的辨证论治的高级阶段。所以，处方既寓有巧思，而配伍又极其精密，进入了中医处方学上一个造诣很深的境界。

李忠教授认为癌症是一类错综复杂、顽固凶险的疾病，其病机盘根错节、千头万绪，治疗只有大方复治法才能全面照顾病情，法以寒热并用、补泻同施、气血并调、数脏兼顾，集众味于一方，熔数法为一炉，才能真正发挥中医药的临床作用。

1. 复法大方治疗癌症的组方要点

所谓"复法大方"并非简单的药物堆砌，而是建立在准确辨证论治的基础上，针对癌症的复杂病机特点，结合患者的体质状况、疾病的轻重、治疗的不同阶段等，根据中医"整体治疗观"，将不同的治疗大法和方药有机融合，从而形成一种中医特色组方。李忠教授强调应用复法大方，在遣方用药时应注意整体与局部结合、辨证与辨病结合等，主次分明，组合有序。

（1）整体与局部结合：癌症是全身性疾病的局部表现，其发生、发展是机体内外多种因素作用的结果。所以，我们临床用药在针对局部病变治疗的同时，一定要兼顾全身情况，如此才能收到事半功倍的效果。虽然中、西医对"肺"认识并不统一，西医治疗更重视"肺"局部的病变，而中医更重视五脏之间的关系，按生克乘侮的规律，要考虑到本脏自病、相生及相克失去平衡三方面来处方。中医学认为"五脏六腑皆令人咳，非独肺也"，所以，李忠教授临床治疗肺癌时，除考虑肺癌的基本病机外，还考虑肝、脾、肾等脏腑的调节，这就是基于中医脏腑理论，重建脏腑功能实现带瘤生存，这也是复法大方的关键所在。

（2）辨证与辨病结合：肿瘤是一大类疾病的总称，其具有病种繁多、病证复杂等特点，不同部位的肿瘤、不同病理特性的肿瘤，其临床表现各不相同。因此，中医在肿瘤临床治疗研究中，不仅强调辨证，亦强调辨病，注意辨证与辨病的有机结合，突出在辨病基础上的辨证治疗。选择药物时既要符合辨证需要，又要符合辨病需要，做到一药多效。如仙鹤草既有扶正抗癌之功，又有止血之效；生薏苡仁健脾化湿，又善于抗癌解毒；黄芪健脾扶正，又能改善免疫功能。

（3）反激逆从：裘沛然教授指出"反激逆从"正是复法大方的要点，也是肿瘤用药的关键所在。"反激逆从"就是用性味、功效或作用趋势相反的药物相配伍，从而激发出新的治疗效应。裘沛然教授认为药物的配伍意义及其复合作用的机制非常复杂，目前尚有许多奥秘未被揭开，但从实践应用的情况分析，这种相反药物的组合运用并不仅仅是单纯的制约关系，更主要的是产生了相激相成的作用，这种作用有时超越了单味药本身的功效。李忠教授认为肿瘤的病机特点在于寒热错杂、虚实兼见、瘀毒共存，所以要求临床用药不拘一格，"复法大方、反激逆从"的思路非常适用于肿瘤的治疗，李忠教授的处方往往集寒热温凉、虚实攻补之药于一方，但一定是立足于根本病机，并有所侧重。李教授强调临证需通过四诊合参，分析归纳出多个病机，遣方用药时采用多个方杂合成方。另外，着眼于主要病机辨证施治，在主方的基础上，反佐性味、功效或作用趋势相反的药物，取药味的相逆相激、相反相成以达到更好的疗效。

（4）四象平衡：复法大方还应注意配方中君、臣、佐、使的"四象平衡"，也就是整个中药处方群药的合力应是平衡的。在中医看来，中药每味药，在人体这个空间中，其药力都是具有空间矢量的信息、能量流，当构成处方时，各药形成的能量信息流在人体中是一个空间立体结构，彼此之间各自的力量合起来的整体应当平衡，应当合于人体的前后、左右、内外、上下的一体状态，否则人就会有不适感。因此，需根据临床实际仔细平衡阴阳气血、祛邪扶正、发散收敛、温清和升降等关系，这对于癌症患者的用药配方非常重要。

2.肺癌临证治法

（1）固摄正气，收束癌毒：李忠教授认为"耗散"是癌的病机转化关键，患者始终表现出正虚失固、正气耗散与癌毒的易于转移扩散，所以在治疗全程都注重固摄正气、收束癌毒。正所谓"至虚之处，便是容邪之所""邪之所凑，其气必虚"，肺癌"全身属虚，局部为实"是肺癌辨证论治的基础与关键。《素问·五脏生成》曾言"诸气者，皆属于肺"，肺癌的产生、发展与变化和肺主气这一功能密切相关。肺主宰人体的呼吸之气，同时统摄人体的周身之气。人体阴阳失衡则肺气失宣，阳气不能内固，肺气虚衰更加重一身之气机失调。肺脏娇嫩，而现代治癌的常见手段如手术、化疗往往加重肺气虚之程度。李忠教授临床治疗肺癌注重补益肺气，同时培土生金，贯彻固摄扶正的理念。肺癌方药方面，李忠教授常以芪甲扶正方加减为全方基底。芪甲扶正方为李忠教授集多年临床经验的组方，方药包括黄芪、鳖甲、仙鹤草、乌梅、半枝莲、煅瓦楞子、鼠妇、秦艽等，功具扶正固摄、散结化瘀、解毒调心。李教授临床常合用生、炙黄芪，生黄芪扶正固表，炙黄芪健脾补中，合用增强祛邪扶正之力，以仙鹤草收敛补虚，抗癌解毒，同时常用补中益气汤、四君子汤等方培补气血，气滞痰盛者佐香砂、二陈行气化痰燥湿。李教授善用各类收敛固涩药物，如白芍、乌梅、五味子等酸味药，芡实、龙骨、椿皮等涩味药，文蛤、牡蛎等咸味药，以其性收敛而固摄癌毒，敛气存阴。多汗者以防风固表，浮小麦敛汗。

（2）软坚散结，抗癌解毒：李忠教授认为气滞、血瘀与痰凝是癌症病机的外在呈现。在癌状态之下，患者的机体内部会产生出以气滞、血瘀和痰凝为特点的病理环境。加之癌毒于人体内部产生，极大程度地耗伤人体自身的正气，正气失守，趋向于从邪而化，此时原本的正常健康气血就会转化为"恶气""恶血"，为癌瘤的产生创造条件。在此时，气血瘀阻为癌瘤产生和发展提供了必要的条件与环境，而癌瘤产生后反又加重了气血的恶变程度，因而治疗癌症首要是固摄培本以改善癌状态，其次则是行气化痰、活血化瘀，以软坚散结、抗癌解毒。李忠教授临床常用醋龟甲、醋鳖甲、醋莪术等醋制类药物，收敛之外还能入肝消积、软坚散结，虫类药如僵蚕、全蝎、蟋蟀、地龙等，以其化痰散结、通络止痛，清热解毒类药物如鱼腥草、黄芩、忍冬藤、土茯苓等，活血化瘀类药物如丹参、桃仁、红花、鸡血藤等。

（3）益气养阴，润肺化痰：肺癌根源在肺，《济生方》卷四述："喘息奔溢，是为肺积。诊其脉浮而毛，其色白，其病气逆，背痛少气，喜忘，目瞑，肤寒，皮中时痛。或如虱缘，或如针刺。"肺癌的肺部常见症状有咳嗽、咯血、胸痛、喘鸣、胸闷、气急等，尤其是患者术后肺气耗伤，须以益气养阴润肺化痰为主，放疗期间燥热损阴，应注重益气养阴润燥。李忠教授临床常用小青龙汤、瓜蒌薤白半夏汤等改善肺部症状，气喘者以参赭镇气汤益气平喘。常用的药物有黄芪、代赭石、浙贝、杏仁、胆南星、麻黄、桂枝、细辛、干姜等。咳甚者可予川贝、前胡、紫菀等止咳；痰多者加青礞石、半夏、南星等燥湿化痰；气喘者以蛤蚧、紫菀、苏子等降逆平喘。黄痰者以天竺黄、黄芩、桑白皮、鱼腥草、淡竹沥等清热化痰；痰中带血甚则咯血者用白茅根、侧柏叶、仙鹤草、白及等止血。胸水者加商陆、葶苈子逐饮。胸痛者以乳香、五灵脂、蒲黄、全蝎、醋延胡索等行气活络，低热者加竹叶、地骨皮、银柴胡养阴清热。

（4）温补脾肾，兼顾胃气：《素问·阴阳应象大论》言"肺生皮毛，皮毛生肾"，肺肾本为同源。肺喜润恶燥而肾水济之，故治肺者须顾肾。有《景岳全书·积聚》云:"凡脾肾不足及虚弱失调之人,多有积聚之病。"脾肾虚衰,则气血无从化生,正虚则邪盛,日渐以致积聚,且肺癌多见久病,久病及肾,又加重虚弱失调。肾者先天之主,为人体真阴真阳之源,脾胃乃后天之本,存胃气方能存生气。化疗是晚期肺癌的重要治疗手段,而消化道反应和骨髓抑制均为化疗常见的不良反应,化疗药物损伤气血,故见骨髓抑制,损伤脾胃导致运化失调,痰浊上逆,故见恶心呕吐等症状,因而治肺同时亦须顾护脾肾,兼护胃气。李忠教授临床常用补骨脂、枸杞子、肉桂、熟地、麦冬、山萸肉、远志等益肾培元,四神丸温肾固泄,四物汤合二至丸,或当归补血汤合二仙汤补气血、益肝肾,改善患者血象异常。常以旋覆代赭汤降逆止呕、二陈汤益气和胃,薏苡仁、檀香、砂仁等理气化湿。

(5)养肝调心,治在厥阴:李忠教授认为癌症病位主在厥阴,厥阴与肝和心包功能密切相关,同时受情志变化影响,如若肝气不遂,肝郁化火,心神失养,木火刑金,则肝升肺降之气机不畅;若肝达心养,则气机如常,邪去正安。现代研究也认为焦虑抑郁等情志问题是恶性肿瘤相关性病理反应,发病率较高且会加速患者病情恶化,故临床配方时必须注意敛肝调心。李忠教授临床常配四逆散疏肝解郁,四逆辈可复肝木之生机,以乌梅酸敛肝木调和厥阴,石决明、白蒺藜等平肝,用茯苓、远志、菖蒲、合欢皮、炒枣仁等养心安神。养肝调心,不仅对肺癌患者的康复起到必要的作用,而且同时改善了患者的生存质量。

(三)"定病位,重厥阴"顺接阴阳

李忠教授认为,恶性肿瘤是基于"阴阳气不相顺接"的厥阴病核心病机,在气滞、血瘀、痰凝的病理环境下,癌毒侵袭,正气逐步耗散而产生的一类疾患,故从厥阴肝木论治肿瘤或可获得良效。沈尧封指出:"盖厥阴为三阴之尽,病及此者,必阴阳错杂。况厥阴肝木于卦为震,一阳居二阴之下,是其本象,病则阳泛于上,阴伏于下而下寒上热之证作矣。"张锡纯《医学衷中参西录》言:"厥阴一篇,病理深邃,最难疏解……以阴阳之气不相顺接解之,而未有深究其不相顺接之故,何独在厥阴一经者。盖肝主疏泄,原为风木之脏，于时应春，实为发生之始……至肝为外感所侵，其疏泄之力顿失，致脏腑中之气化不能传达于外，是以内虽蕴有实热，而四肢反逆冷，此所谓阴阳之气不相顺接也。"故厥阴病常表现为寒热错杂，或上热下寒或外寒内有肝气郁热，亦与恶性肿瘤阴阳乖违、寒热错杂、虚实夹杂的复合状态相一致。基于以上认识，李忠教授将寒温并用、补泻兼施、通调阴阳作为肿瘤治疗的大法。

乌梅丸为厥阴经主方，该方应用广泛且取效迅速，正如《医法圆通》所言："按此方功用最多，颇难尽举……学者可熟读而深思之，便得立法立言之意，而于厥阴一切症候，莫不应手辄效也。"乌梅丸用于肿瘤的治疗在古代文献中早有记载，《临证指南医案》言："素有瘕聚之形，气自下焦冲起，为胀为呕，此乃惊忧嗔怒，致动肝木，乘其中土……初起或理气获效，久发中衰，辛香气燥，脾胃不胜克伐矣，议疏肝木，安土为法。"叶天士使用乌梅丸治疗少腹癥瘕，并强调了"疏肝木，安土"的治疗思路。龚商年先生认为"疏降温通"为治疗癥瘕积聚的"灵机法眼"。在现代临床中，乌梅丸为治疗脾胃肝胆系统肿瘤的常用方剂。李忠教授使用乌梅丸，治疗各个系统癌症均取得良好效果，肿瘤病情沉痼，临床表现各异，大多寒热错杂，由此确定其治疗大法应通调阴阳、补泻兼施、寒温并用。乌梅丸方，以黄连、黄柏之大苦大寒配伍生姜、附子之大辛大热，直接调错杂之寒热；并以乌梅之酸与人参、桂枝之甘相合，酸甘以化阴，与黄连、黄柏之苦相合，酸苦以泄热，再与细辛、花椒之辛甘合，辛甘化阳，与苦合，辛苦通降，间接调错杂之寒热。因恶性肿瘤寒热乖违、虚实错杂，温散则恐助热，清泄则恐助寒，唯有酸收敛肝、散中有收、收中有散、虚实兼顾，则使无攻补之过，无寒热升降之偏。故欲散先敛，此乌梅丸治疗恶性肿瘤用意之深。

李忠教授常将乌梅丸用于肺癌的治疗，并在其基础上与其他方剂或药物联合应用，以提高疗效。如肺癌癌毒扩散转移，正气耗散，正虚失于固摄，常用大量生黄芪、炙黄芪益气以固摄中气、卫气，山萸肉补肝肾、敛精气，莲子肉、芡实养心益肾补脾以敛精气，龙骨、乌贼骨、赤石脂以固摄癌毒，以防扩散和转移；若胸痛甚者，合用丹参饮活血祛瘀，行气止痛；若放化疗反应明显，恶心呕吐，胃气不能下降而乘虚上干，进食困难者常用参赭培气汤补气养血，滋阴降逆；若痰多胸痞，食少难消，常合用三子养亲汤以温肺化痰，降气消食；若伴有烧心反酸症状，常合用左金丸以清肝泻火，降逆止呕；若伴有胸中短气，咳嗽痰多，心痛彻背者常合用瓜蒌薤白半夏汤或枳实薤白桂枝汤以通阳散结，祛痰下气。阴虚且癌瘤生长迅速加鳖甲补其虚，浙贝母化其痰，益阴除热而消散；癌痛甚者加川椒、细辛以温通；有衄血、呕血者加白茅根；疲乏无力者加仙鹤草；舌苔厚腻，伴有下肢或眼睑水肿等水液循环障碍者加土茯苓、泽泻、苦葶苈、芦根、生姜等温阳化饮；经络不通，手脚麻木明显者配合使用全蝎、僵蚕、地龙、蜈蚣、竹茹等通络之品。

（四）"扶正气，固摄法"贯穿始终

李忠教授认为癌症的病机基础为"阴阳气不相顺接"，而"正气耗散"是癌症病机转化的关键，这种"癌状态"为气滞、血凝、痰凝等提供了肥沃的"土壤"环境，终酿成癌毒。李忠教授认为恶性肿瘤病机转化的关键是正气耗散，正气耗散，失于固摄的状态贯穿于肿瘤全程。正气与癌毒二者间的关系表现为：正气具有抵抗和固摄癌毒的双重作用。正气与邪气是相对立的，一旦癌毒之邪产生，正气即可做出反应，对癌毒进行防御和抵抗；同时，正气还能通过收敛固摄之力，发挥其固摄癌毒的作用，防止其扩散和转移。当癌毒的扩散能力超过了正气的固摄能力，则癌毒流散。

根据中医关于正气与癌毒的认识，李忠教授提出了具有特色的中医抗癌新理论——"固摄理论"，并创立了"固摄法"。固摄法治疗恶性肿瘤疾病的核心内涵：①固摄正气，增强正气的固摄之力，纠正"正虚失固"的状态，以防正气进一步耗散；②固摄癌毒，防止癌毒的扩散。若是正气亏虚，正气对癌毒的固摄作用就会减弱，不能抑制癌毒的扩散之势，疾病便会进展。与传统扶正治疗不同，固摄法重视对正气和癌毒的双重作用，强调提升正气的抗癌、固摄癌毒的能力，抑制癌毒的扩散转移趋势，这便是固摄法治疗恶性肿瘤性疾病的实质，也是基于中医药"既病防变"思想建立有效干预癌症疾病进展的关键环节。固摄法的药用内涵是用收涩酸敛之品以增强正气固摄能

力，常用药物包括酸味药如白芍、乌梅、五味子、酸枣仁、菝葜等，涩味药如龙骨、乌贼骨、椿根皮、赤石脂、芡实等，咸味药如牡蛎、文蛤等，以及处方中某些药物或烧炭存性，或用醋制，如杜仲炭、小茴香炭、芍药炭、醋制大黄等，其他如冬虫夏草补益固摄肺、肾之气，黄芪益气以固摄中气、卫气，桑螵蛸补肾固精，白果、蛤蚧敛固肺肾之气，山萸肉补肝肾、敛精气，莲子肉养心益肾补脾以敛精气等，临床运用中可根据病变所涉及的脏腑部位以及病情轻重而酌情选用。另外，应用固摄法不必担心敛邪之虞，留邪之弊。《素问·六元正纪大论》云："有故无殒，亦无殒也。"辨证论治的精神主旨即"有是证即用是药，有是证即用是法"，故固摄法符合肿瘤疾病关键病机，即"正气耗散"，此谓"关门杀贼"，与治疗一般疾病的"闭门留寇"不属于同一性质。

扶正固摄法是李忠教授治疗肺癌的一大特色，在"扶正"治疗大法的基础上结合"固摄"法，临床应用扶正固摄法多年，基于该治法拟定肺癌经验方"芪甲扶正方"，并形成北京中医药大学东直门医院院内制剂推广使用。我们的既往研究表明扶正固摄法能有效改善肺癌患者的生活质量、减轻化疗副作用，体外实验证明扶正固摄法能有效抑制 Leiws 肺癌荷瘤小鼠移植瘤的生长，而且体外实验还显示该治法能诱导增殖的肿瘤细胞进入 G0 期，阻断细胞周期以抑制肿瘤进展。在远期疗效方面，我们基于"真实世界"研究理念，评价扶正固摄治法对肺癌患者远期预后的影响，结果显示扶正固摄法治疗肺癌能明显改善患者总生存质量，尤其在低龄、腺癌、淋巴结转移和远处转移患者群体中体现出扶正固摄中药治疗的优势。

诸多中医名家均强调"正虚"是肺癌发病的关键原因，因此重视"扶正"治法在不同治疗阶段的运用。临床研究证据支持扶正法治疗肺癌的疗效，同时现代基础研究也不断丰富了"扶正"治法的科学内涵。在"正虚"基础上，李忠教授提出"正气耗散"的认识，重视正气固摄之力对"癌毒"的防御和抵抗作用，治疗上"扶正"的同时结合"固摄"治法是中医肿瘤治法的一大创新，可应用于肿瘤患者的治疗全程。

（五）"宜平补，忌苦寒"平稳醇正

清代著名医家费伯雄的医学专长是治疗虚劳，他所理解的医学要义是"平稳醇正"，费伯雄提出"天下无神奇之法，只有平淡之法，平淡之极，方能神奇"。"平淡之法"，即对身体不刺激，不对立，不征服，在一种完全顺从身体变化的状态之下展开对疾病的治疗，李忠教授认为这种理念非常符合癌症的临床治疗。李忠教授临证治疗肿瘤用药多以平补、温平之品为主，较少使用大补、苦寒药物。肿瘤是一种全身属虚、局部属实的病变。一般肿瘤患者，特别是晚期或放化疗后的患者，全身状况较虚弱，古人云"虚不受补"，因此临床中不宜大补，往往采用平补的办法，收到较理想的临床疗效。同时，中医学认为肿瘤性疾病属阴瘤范畴，加之肿瘤患者体质较弱，苦寒之药宜败伤脾胃，不利于肿瘤消散。所以，临床中不宜用大苦大寒的药物，而往往采用温平之药使脾胃得健，阴瘤得散。

我们回顾性收集511例李忠教授治疗肺癌的初诊处方，对处方药物进行统计分析，发现最常使用的是黄芪、鳖甲、浙贝母、党参、仙鹤草、龙骨、牡蛎、清半夏、乌梅、紫苏子、知母、茯苓、芡实、地龙、合欢皮、甘草、灵芝、苦杏仁、白花蛇舌草和桔梗，这些中药的使用频率均在50%以上。从高频药物来看，李忠教授治疗肺癌最常使用黄芪和鳖甲，这两味中药同样是芪甲扶正方的核心药物，二者兼具补益功效，黄芪甘温补脾肺之气，鳖甲咸寒，补肝肾之阴，二者共用，气阴双补，黄芪得鳖甲咸寒相助，阴中求阳，鳖甲得黄芪甘温，阳中求阴，相得益彰。因肺癌患者气阴两虚最为常见，故黄芪配伍鳖甲较为适用于肺癌的治疗。此外，李忠教授还认为黄芪具有固摄正气之功效，能防止正气耗散，而鳖甲的软坚散结之功效可削弱癌毒，并辅助黄芪的固摄之力，二者配伍应用，补中有消，敛中有散，是治疗肺癌的重要药对。药物的性味和归经方面，药性以温、平为主，温性中药具有温里散寒、散结通络等作用，平性中药则药性平和、作用缓和；药味以甘、辛、苦为主，甘味药多具补益功效，甘寒可滋补阴液，甘温能温补阳气，体现了李忠教授重视补虚扶正的治疗思路，同时兼顾对邪实的治疗，辛味药物能行能散，具有行气、活血、散结等作用，苦味药则能泄、能燥、能坚；药物归经方面，归属于肺经的中药频次最高，其次是肝经、脾经、心经和肾经，可见李忠教授治疗肺癌重用肺经药物，以求药效直达癌毒所踞之地。同时，李教授还认为肿瘤病位在厥阴，主要在足厥阴肝经，故在临证用药时重视调肝柔肝之法，常用当归、白芍、柴胡、乌梅等，肝气条达，肝血内藏是气血、阴阳调和的重要保证。脾为气血生化之源，也是生痰之源，脾虚则气血生化不足导致正气亏虚，痰浊内生，有助于肿瘤的形成和发展，故采用补脾运脾之中药有助于肿瘤的治疗，同时也是培土生金治法的体现。

另外，我们采用聚类方法对李忠教授治疗肺癌的高频药物进行分析，综合聚类结果和中药功效，共挖掘出以下几个药物集合：①清肺解毒，活血化瘀：瓜蒌、白茅根、冬瓜子、芦根、金荞麦、忍冬藤可清肺热、解肺毒，专为肺癌邪毒壅肺者而设，当归、桃仁具有活血化瘀之功效，而檀香、丹参、砂仁配伍即为丹参饮方，该方同样具有活血祛瘀、行气止痛的功效，这些是李忠教授临床治疗肺癌常用的活血药串。②祛风除湿，通络止痛：近年来有医家开始重视风邪在肺癌发生和发展中的重要性。因肺为华盖，五脏之中最易受到风邪的侵袭，外风多夹湿邪、寒邪，故以羌活、独活、穿山龙祛风除湿，薏苡仁、泽泻增益除湿之力，僵蚕和全蝎通络止痛，针对肺癌患者胸痛、脑转移头痛等症状的治疗。威灵仙可祛风湿、通经络，赤小豆、天花粉是利湿排脓的常用组合，地龙则多用于肺癌患者咳嗽、痰多伴喘的患者，还兼具通经络的作用。③健脾化痰，调心安神：肺癌的发生发展与痰浊阻滞肺络密切相关，痰浊的产生主要责之于肺脾二脏，脾虚水湿不化，肺虚水道不通，故用茯苓、芡实、清半夏、紫苏子以健脾化痰、培土生金，龙骨、牡蛎和煅赭石以重镇安神，合欢皮、红景天与此三者合用均体现了李忠教授重视调心法在肺癌治疗中的应用。④扶正固摄：黄芪、鳖甲、仙鹤草和乌梅是李忠教授芪甲扶正方的主要药物，其中黄芪和鳖甲为补益气阴、固摄正气的常用药对。仙鹤草同样具有补虚之功效，又称脱力草，为治肿瘤扶正补虚的常用中药。乌梅味酸、涩，归肝、脾、肺、大肠经，具有涩肠敛肺，生津安胃、止血消痰、消肿解毒等功效，乌梅用于肺癌的治疗不仅能养阴生津，还能收敛肺气，用于肺癌患者久咳肺虚的治疗，李忠教授还认为乌梅酸敛之性有助于固摄正气，此四味中药共奏扶正固摄之功效。另外，党参擅补脾肺之气，常与黄芪配伍应用，浙贝母不仅能清热化痰，还可开郁散结，适用于肺癌痰热壅盛者。⑤升阳举陷：柴胡、升麻和桔梗是升陷汤的主要组成药物，肺癌日久或放化疗后，患者常表现为肺气亏虚和中气下陷，李忠教授常用升陷汤以益气升陷。

综上可知，李忠教授治疗肺癌以扶正固摄法为主，同时综合应用清肺解毒、活血化瘀、健脾化痰、调心安神、祛风除湿、通络止痛等治法，形成了较为特色的"大方复法"诊疗思路。李忠教授认为恶性肿瘤疾病的病机往往错综复杂，患者的临床表现也常变化多端，采用大方复法治疗才有可能顾全病情，大方复法也体现了中医"杂合以治"的治疗理念。从药物选择来看，总体以温平、缓补之品为主，体现了平稳醇正的慢性疾病用药思路。

四、验案精选

（一）肺癌术后案

马某，男，69 岁，2016 年 6 月 7 日初诊。

主诉：咳嗽、乏力 2 年余，确诊肺癌 1 年余。患者有长期吸烟史，因发热半月余到当地医院检查，考虑肺占位。2015 年 1 月在北京协和医院确诊为肺癌，行手术治疗，术后病理回报（图 2）：（右上肺叶）结合免疫组化病变符合实体性腺癌，侵及肺膜，未累及支气管，可见脉管瘤栓；淋巴结转移癌。免疫组化：ALK–D5F3（肺癌）（－），CK20（－），CK7（＋），NapsinA（散在＋），P40（－），TTP–1（＋），p63（＋），AE1/AE3（＋），CD34（－），CD56（NK–1）（－），CgA（－）。术后，行 4 个周期化疗。为求进一步治疗，遂来门诊求治。刻下：消瘦，体重从 120 斤降到 90 斤，乏力，偶有饮水呛咳，夜间口干，睡眠差，易醒，醒后入睡困难，饮食一般，咳嗽、无痰，夜尿频，大便可，查舌质淡暗，苔腻，脉濡。

西医诊断：右肺癌术后（pT2N2M0，Ⅲa 期）。

中医辨证：肺岩（脾肾两亏，瘀毒互结）。

治法：健脾补肾，益气养阴，化瘀解毒。

处方：参赭镇气汤加减。具体药物如下：党参30g，代赭石30g，清半夏10g，生龙牡各30g，苏子10g，茯苓30g，山萸肉30g，制鳖甲30g，浙贝母15g，生黄芪、炙黄芪各30g，仙鹤草30g，黄连6g，吴茱萸3g，焦槟榔10g，乌梅20g，生地、熟地各30g，当归20g，白芍40g，麦冬15g，泽泻30g，肉桂3g，桔梗10g，白花蛇舌草15g，丹参10g，砂仁6g，鸡内金30g，九香虫10g，炮姜15g，香附12g，佛手6g，竹茹10g，女贞子15g，生甘草15g。30剂，水煎温服，每日1剂，早晚分服。

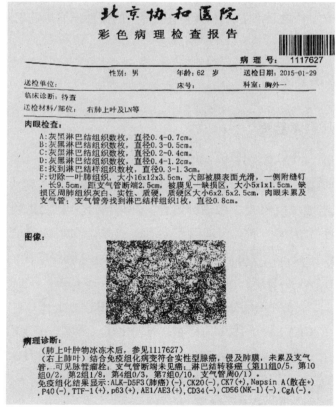

图 2　右肺上叶肿瘤术后病理报告

二诊（2016 年 7 月 5 日）：坚持服用上方至今，患者乏力好转，无咳嗽，夜间口干减轻，食欲好转，夜尿好转，无胸闷胸痛，大便干燥，查舌质淡暗，苔腻，脉濡，守上方加生白术 40g，枳实 15g，芦根 40g，30 剂，水煎温服，每日 1 剂，早晚分服。

三诊（2016 年 8 月 2 日）：坚持服用上方至今，患者近况平稳，食欲可，睡眠可，无胸闷痛，二便正常，舌质淡暗，苔薄白，脉濡，守前方加合欢皮 30g，红景天 10g。30 剂，水煎温服，每日 1 剂，早晚分服。

四诊（2016 年 9 月 27 日）：服用上方至今，患者近日头晕，食欲可，睡眠可，二便正常。舌质暗紫，苔腻，脉细滑，中药守前方加钩藤 15g，天麻 6g，30 剂，水煎温服，每日 1 剂，早晚分服。

五诊（2016 年 11 月 22 日）：患者病情平稳，自述身体状况明显好转，体重恢复到 130 斤，食欲可，睡眠可，无咳嗽，口干，右肩不适，二便正常，查舌淡苔白，脉细滑，肝肾功能正常，影像学检查未见异常。证属脾肾不足，瘀血阻络，治以健脾补肾，化瘀通络。

方选参赭镇气汤加减，处方：制鳖甲 30g，浙贝母 15g，生黄芪、炙黄芪各 30g，仙鹤草 30g，党参 30g，代赭石 30g，清半夏 10g，生龙骨、生牡蛎各 30g，苏子 10g，怀山药 30g，山萸肉 30g，乌梅 20g，生地、熟地各 30g，当归 20g，白芍 40g，麦冬 15g，地龙 15g，威灵仙 15g，赤小豆 15g，天花粉 15g，全蝎 6g，八月札 15g，延胡索 10g，川芎 15g，葛根 15g，玄参 15g，桔梗 10g，双花藤 60g，穿山龙 15g，木香 6g，远志 10g，龙眼肉 15g，珍珠母 10g，生甘草 15g。30 剂，水煎温服，每日 1 剂，早晚分服。

随访：患者一直坚持服用中药至今已 7 年，定期调整，身体无不适，目前无复发转移迹象（图 3），并积极参与抗癌防癌的宣传活动。

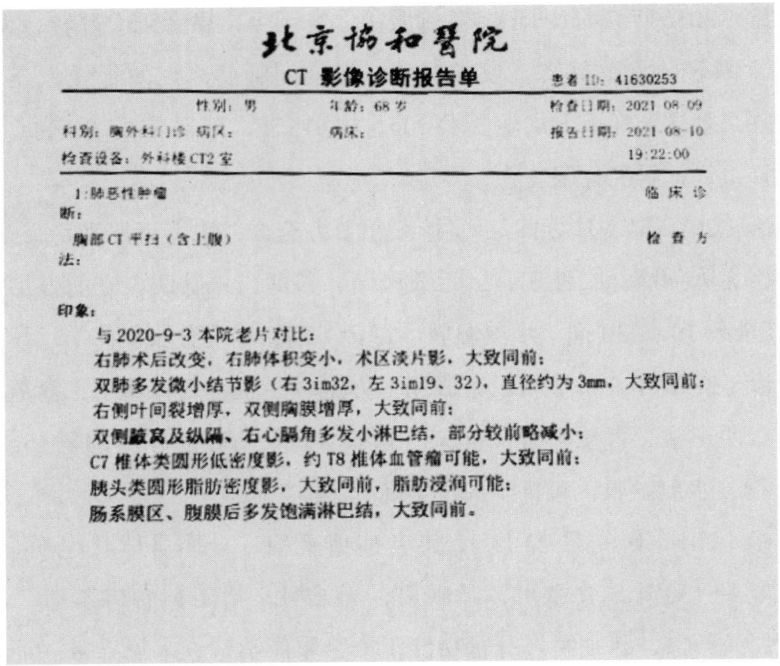
北京協和醫院

CT 影像诊断报告单　　患者 ID：41630253

性别：男　　年龄：68 岁　　检查日期：2021-08-09

科别：胸外科门诊　病区：　　病床：　　报告日期：2021-08-10 19:22:00

检查设备：外科楼 CT2 室

临床诊断：1:肺恶性肿瘤

检查方法：胸部 CT 平扫（含上腹）

印象：

与 2020-9-3 本院老片对比：

右肺术后改变，右肺体积变小，术区淡片影，大致同前；

双肺多发微小结节影（右 3im32，左 3im19、32），直径约为 3mm，大致同前；

右侧叶间裂增厚，双侧胸膜增厚，大致同前；

双侧腋窝及纵隔、右心膈角多发小淋巴结，部分较前略减小；

C7 椎体类圆形低密度影，约 T8 椎体血管瘤可能，大致同前；

胰头类圆形脂肪密度影，大致同前，脂肪浸润可能；

肠系膜区、腹膜后多发饱满淋巴结，大致同前。

图 3　肺部 CT 影像学报告（2021–08–10）

按： 本案患者吸烟 40 年，烟毒日久侵犯肺脏，导致肺失宣肃，痰瘀阻肺，日久成积，而终成肺癌，加之手术及化疗后，耗伤气血，损伤脾胃，运化失常。根据患者症状、舌苔、脉象，辨证为脾肾两亏兼瘀毒证，属本虚为主，虚实夹杂，治当以健脾补肾，化瘀解毒，予参赭镇气汤加减。参赭镇气汤为张锡纯治喘的名方，对于中晚期肺癌及手术后尤为适用，李忠教授在临床中屡试屡验。方中人参，借赭石下行之力，挽回将脱之元气。临床中根据患者体质状态，可以将人参换成党参。生赭石镇逆之力最胜，能镇胃气上逆，开胸膈，坠痰涎，止呕吐，通燥结，用之得当，诚有捷效。山药补肾兼能补肺，且有收敛之功，故治喘之功甚弘也，临床用量多大于 30g，与芡实合用，其效更宏。山萸肉、龙骨、牡蛎、杭芍补肝即以敛肾，苏子清痰降逆。全方共奏固肾补脾、益气化痰、镇冲定喘之效。由于患者手术和化疗后脾胃损伤，运化失常，气血亏虚，故治疗以扶正为主，兼以化瘀解毒。本案重点在于固摄扶正，健脾补肾，益气养阴，使正气逐步恢复，症状得以缓解。

　　肺癌的产生乃是多种病理因素综合作用于人体的结果，在病理变化中呈现出四大普遍特征即因虚而得、由虚致实、全身属虚与局部属实。在肺癌发病的全过程，虚、瘀、痰、毒四大病理要素始终贯穿其中。"虚"主要体现在正虚失固以及气阴两虚。正虚失固与气阴两虚是肺癌发展变化内在的病理基础，而瘀、痰、毒是疾病发生的必然条件，其病位在肺，涉及肝、脾、肾。肺癌发病是一个复杂的动态变化过程，由于肺脏本身的生理病理特点，决定了肺癌发病过程中证候变化的多样性和病机变化的复杂性。因此，临床用药更应从繁杂的变化中抓住主要特征，寻找用药和组方规律，才能取得良好的临床效果。结合多年的临床研究，李忠教授认为肺癌临床组方用药规律可概括为以下几点：①紧扣主体特征，确定治疗大法。临床研究显示，气阴两虚，毒瘀互结是肺癌发病过程中的主体特征，因此，益气养阴，活血化瘀解毒是肺癌临床治疗的基本大法。围绕这一特征和治法，我们临床常以沙参麦冬汤和参赭镇气汤为基础方加减。选用沙参、天冬、麦冬、五味子、黄芪、女贞子、天花粉、丹参、莪术、鱼腥草、白花蛇舌草、代赭石、芡实等。②辨析动态特征，随证灵活加减。临床辨治肺癌的难点在于肺癌发病过程中证候变化的多样性和病机变化的复杂性，因此，全面辨析动态特征，随证灵活加减对于肺癌临床治疗至关重要。如兼痰凝湿阻者，可加贝母、半夏、僵蚕、生薏苡仁、瓜蒌、夏枯草等；热毒蕴肺者，除用鱼腥草、白花蛇舌草外，还可加蚤休、龙葵、山豆根等；饮停胸中者，加葶苈子、泽泻、猪苓、茯苓、蝼蛄等；气血两亏者，加鸡血藤、补骨脂、当归、生首乌、自然铜等；腑气不通者，加大黄、生白术、生首乌、肉苁蓉、火麻仁等，注意通腑泻下时，避免使用峻下之药，应以润下为主；瘀滞明显者，加重活血化瘀的力度，可加用守宫、全蝎等虫类药物。③注重辨证与辨病结合。不同分期、不同病理性质的肺癌临床表现、治疗方法、转变规律等均有所区别，明确不同肺癌的特点，针对性地使用中药，可收到事半功倍的效果。④合理使用有毒药物。《素问·五常政大论》曰："大毒治病，十去其六，常毒治病，十去其七，小毒治病，十去其八，无毒治病，十去其九。""无使过之，伤其正也。"在使用攻毒药的同时，应照顾正气，合理配伍且注意药物的合理炮灸，选择适宜剂型，这样既可以发挥其治癌作用，又可以减少其副作用。肺癌临床常用的有毒药物，有干蟾皮、生半夏、守宫、硇砂、露蜂房等。⑤巧妙配伍温化药物。临床中，肺癌晚期患者往往由于气阴两伤日久，出现阴伤及阳的现象，因此，在采用养阴药的同时，常加入温阳补肾的药物，如补骨脂、淫阳藿等。一方面可防止阴伤及阳现象的发生，另一方面又可调和诸药，避免养阴助湿。同时，温药有助化解痰湿，促进水液代谢的正常运行。

分析此病例，患者有长期吸烟史，烟毒日久损肺络，耗气伤阴，导致肺络瘀阻，久而成积。《杂病源流犀烛》认为"邪积胸中，阻塞气道，气不得通，为痰为血……邪气胜，正不得制之，遂结以形而有块"。患者确诊肺癌后，行手术和化疗。患者就诊时正气亏虚，气血不足，属于本虚为主，治疗重点在于固摄扶正，健脾补肾，化瘀解毒。李忠教授针对手术及化疗后的患者，采用扶正固本为主导，以参赭镇气汤为基础，加入益气养血，健脾补肾，解毒化瘀的中药。患者通过中药治疗，症状缓解，体质状态明显改善，患者一直坚持服用中药至今已7年，复查没有复发转移迹象。

（杨涛　王语宁　整理）

（二）肺癌术后化疗不适案

刘某，女，58岁，2017年6月7日初诊。

主诉：肺癌术后8月，乏力纳差、肢体浮肿1月余。现病史：2016年9月体检发现肺结节，考虑恶性，于解放军总医院行PET-CT检查，提示右肺上叶恶性肿瘤。2016年10月10日就诊于北京大学肿瘤医院，行右肺上叶切除术。术后病理：腺癌，可见脉管癌栓，淋巴结内可见癌转移，分期：pT1N1M0 Ⅱ期（图4），术后行辅助化疗4周期。化疗后患者自觉乏力、纳差，肢体浮肿，为求中医药治疗来诊。刻下：精神差，情绪低落，乏力，食欲不佳，肢体浮肿，肝功能异常（ALT升高），睡眠可，大便溏稀，小便调，舌暗，苔白厚腻，脉濡。

西医诊断：右肺腺癌（pT1N1M0 Ⅱ期）。

中医辨证：肺岩（肺脾两虚，痰瘀互结）。

治法：补脾益肺，化痰祛瘀。

处方：鳖甲 30g，浙贝母 15g，生黄芪、炙黄芪各 30g，仙鹤草 30g，党参 30g，煅赭石 30g，清半夏 10g，炒芡实 40g，生龙骨 30g，生牡蛎 30g，苏子 10g，茯苓 30g，知母 10g，乌梅 30g，地龙 15g，威灵仙 15g，赤小豆 15g，天花粉 30g，炒栀子 12g，木贼草 10g，五味子 10g，合欢皮 30g，红景天 10g，补骨脂 15g，酒女贞子 15g，桔梗 10g，白花蛇舌草 15g，茵陈 30g，丹参 10g，砂仁 6g，生百合 30g，乌药 15g，金钱草 30g，白茅根 30g。30 剂，水煎温服，每日 1 剂，早晚分服。

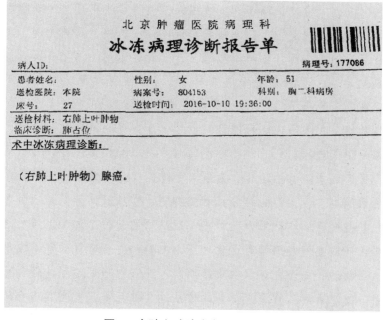

图 4　右肺上叶肿瘤术后病理报告

二诊（2017 年 7 月 10 日）：服药上方 1 个月后，患者自觉乏力症状明显改善，食欲较前好转，近 1 个月体重增加 4 斤，仅晨起肢体浮肿，午后浮肿消退，复查肝功能提示 ALT 恢复正常，因诸症好转，患者心情也较前改善，大便不成形，小便调，睡眠可，舌淡暗，苔薄白，脉濡。守前方加炒白术 15g，30 剂，水煎温服，每日 1 剂，早晚分服。

三诊（2017 年 8 月 9 日）：患者仍稍感乏力，可进行轻强度体力活动，饮食正常，基本已无肢体浮肿，劳累后偶见，近期觉口苦，复查肝功能未见异常，大便可成形，小便调，睡眠可，舌淡暗，苔薄黄，脉濡。守前方加柴胡 10g，黄芩 10g，30 剂，水煎温服，每日 1 剂，早晚分服。

随访：患者自 2017 年坚持服用中药至今，定期调整处方，规律复查颈腹部超声及胸部 CT、肿瘤标志物，未见明显异常。

按：李忠教授治疗肿瘤疾病在辨证的同时注重结合西医临床分期和治疗阶段。手术和化疗都是西医治疗肺癌的重要手段，但在进行这些西医治疗的同时也会对人体造成不同程度的损伤，李忠教授认为手术可能大伤肺之气阴，肺气阴大伤，宣发肃降不利，故咳嗽、咳痰症状明显，又或胸中宗气不足、乏力、气短症状突出，因此强调术后以益气养阴、润肺化痰、降气平喘为主，常用沙参麦冬汤、参赭镇气汤、升陷汤等方剂。消化道反应是化疗常见不良反应之一，化疗药物损伤脾胃，易导致脾胃运化功能失调，痰浊内生，上逆犯胃，故见恶心、呕吐等症。治疗上常以旋覆代赭汤、二陈汤加减，益气和胃，化痰降逆。骨髓抑制也是化疗常见的不良反应之一，除了肿瘤本身导致正气虚损，化疗药物亦使气血生发之源损伤，导致气血亏虚。肾藏精，为先天之本；脾主运化，为后天之本，气血生化之源；肝藏血，可调节一身之血储存。故治疗化疗相关骨髓抑制，常从肝、脾、肾三脏入手，健脾助运，补益肝肾。在运用大队补益气血药物同时，注意加以活血之药，使补而不滞，还应注意加助脾胃运化之药，使其补而不碍胃。常用方剂有当归补血汤、四物汤、二至丸等。在化疗期间，配合中药可起到减轻化疗不良反应的作用，使患者对治疗能有更好的依从性，并且可以提高其生存质量。根据细胞学和组织学，可将本病分为鳞状细胞癌、腺癌、小细胞癌、大细胞癌、腺鳞癌以及较少见的类癌、腺样囊性癌、黏液表皮样癌等。根据肿瘤生长的部位又可分为中央型肺癌和周围型肺癌。肺癌患者的主要临床表现是刺激性咳嗽、咯痰带血、发热、胸痛、气急、胸痛等，故在中医的肺积、痰饮、咳血、胸痛、喘证等病证中对本病有类似描述。肺癌的临床治疗方法包括了手术、化疗、放疗、免疫治疗、靶向治疗等多种方法，近年来，由于肺癌综合治疗的广泛开展，临床疗效有所提高，特别是中医药在肺癌的综合治疗中发挥了独到的作用。围手术期结合中医药治疗，能有效提高手术后的康复速度，减少手术后的并发症。中医药与化疗、放疗、免疫治疗、靶向治疗的结合，能减轻治疗中的不良反应，提高临床疗效。中医药不仅在抗癌方面发挥积极作用，对于癌症患者康复，预防转移复发方面也发挥了积极的作用。

　　本案患者同样为手术、化疗后，气血不足，脾胃亏虚，综合舌脉辨证为肺脾两虚，痰瘀互结。首诊处方以参赭镇气汤加减，在补益肺之气阴的同时兼顾脾肾，并加少量化痰解毒之品。此外，李忠教授还注意调心法在肺癌患者中的应用，患者罹患肿瘤疾病后情志常不遂，本案患者就诊时即情绪极为低落，故用合欢皮、牡蛎、百合、红景天等调心之品。二诊时患者乏力、纳差症状改善，整体精神状态较前有明显好转，心情也随之改善。因仍有肢体浮肿、大便不成形，加炒白术以增健脾利湿之力。三诊时，诸症好转，新增口苦症状，加柴胡、黄芩取小柴胡之义，清少阳郁热。纵观整个病程，可见李忠教授针对肺癌术后、化疗后患者的治疗重点在于固摄扶正，健脾补肾，益气养阴，调心安神，使正气逐步恢复，症状得以缓解。

（杨涛　王语宁　整理）

（三）肺癌晚期多发骨转移案

　　吴某，男，56岁，2016年12月14日初诊。

　　主诉：咳嗽、咳痰3年，胸痛2个月。现病史：患者间断咳嗽、咳痰3年，未予重视，2个月前出现咳血、胸痛症状，2016年11月就诊于北京大学第一医院，完善相关检查后发现左肺占位，行病理检查提示"左肺低分化腺癌"，PET-CT提示：右侧锁骨上、纵隔及左肺门多发淋巴结，考虑转移；胸3、8椎体，腰1椎体，右侧耻骨，右侧坐骨多发骨转移（图5）。因患者拒绝化疗，完善基因检测，待结果回报后进行靶向药物治疗，现患者为求中医治疗来诊。吸烟史25年。刻下：精神状态差，咳嗽、咳血、胸闷、食欲一般，胸部及腰部疼痛，关节伸展不利，易疲乏，舌淡，苔白腻，脉濡缓。

　　西医诊断：左肺低分化腺癌（Ⅳ期）。

　　中医辨证：肺岩（气阴两虚，瘀毒互结）。

　　治法：益气养阴，化痰祛瘀，顾护脾胃。

处方：生黄芪、炙黄芪各30g，仙鹤草30g，制鳖甲30g，乌梅30g，浙贝母15g，党参30g，代赭石30g，清半夏10g，炒芡实40g，生龙骨、生牡蛎各30g，苏子10g，茯苓30g，知母10g，地龙15g，威灵仙15g，赤小豆15g，天花粉30g，姜黄10g，徐长卿15g，全蝎6g，预知子15g，延胡索10g，桑叶30g，杏仁10g，生薏苡仁30g，龙葵15g，合欢皮30g，红景天10g，百合30g，羌活8g，独活8g，桔梗10g，白花蛇舌草15g，骨碎补30g，伸筋草15g。30剂，水煎温服，每日1剂，早晚分服。

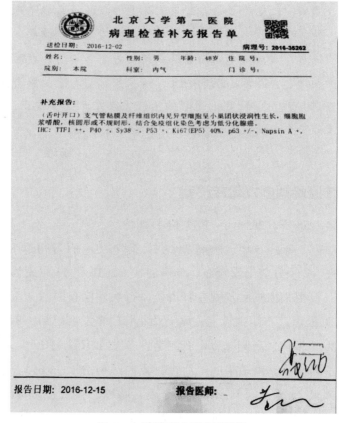

图5　左肺舌叶肿瘤病理报告

二诊（2017年1月12日）：患者诉服用上方1剂后胸痛、腰痛即明显缓解，坚持服用，目前咳嗽、咳血症状改善，食欲较前增益，仍觉乏力易累，胸闷，舌淡苔白腻，脉濡，近期开始靶向药物治疗（克唑替尼）。守前方加全瓜蒌30g，30剂，水煎温服，每日1剂，早晚分服。

三诊（2017年2月14日）：2017年1月18日复查胸部CT提示左肺门肿块较前明显缩小，纵隔淋巴结较前明显减小（图6）。现患者无明显疼痛症状，偶有咳嗽、咳痰，无胸闷，纳眠可，二便调，舌质淡，苔薄白，脉濡，守前方坚持服用。

随访：患者坚持服用中药治疗6年余，2020年因疫情停止中医药治疗近半年，2020年6月发现脑转移，患者拒绝放疗，继续靶向药物（目前更换为阿来替尼）结合中药治疗，定期调整处方，病情较为平稳。

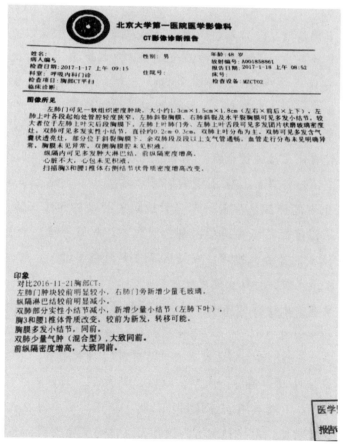

图6 肺部CT影像学报告（2017年1月18日）

按：李忠教授常用自拟经验方"芪甲扶正方"治疗肺癌，该方是李忠教授在恶性肿瘤疾病"耗散"关键病机转化假说和"固摄法"的基础上，结合多年临床经验而拟定的临床经验方，由黄芪、灵芝、白芍、鳖甲、乌梅、仙鹤草、半枝莲、鼠妇、龙葵等组成。全方以黄芪、灵芝为君，黄芪味甘，性温，具有补气升阳，益卫固表，托毒之功，两药合用共奏扶助正气之功。白芍、鳖甲为臣，白芍味苦、酸，性微寒，具有养血敛阴，柔肝止痛之功，两药合用共奏固摄、软坚、扶正之功，增强主药扶正之力。佐以乌梅、仙鹤草、半枝莲、鼠妇、龙葵，乌梅味酸，具有收敛之功，可增强臣药固摄抗癌之力；鼠妇化瘀散结，半枝莲、龙葵解毒。全方共奏固摄扶正，化瘀散结，调心解毒之效。

本案患者确诊时已是晚期，多处淋巴结及骨转移，除咳嗽、咳血外，癌性疼痛症状较为突出。此时期患者正气耗散，癌毒流散，机体状态差而不堪攻伐，故治疗以大补小攻为原则，补虚扶正为主，祛邪抗癌为佐。根据患者症状及舌脉，辨证为气阴两虚，瘀毒互结，处方以芪甲扶正方为主，方中黄芪、仙鹤草、党参以扶助正气，乌梅、醋制鳖甲共奏收敛、固摄、软坚之功，李忠教授常用酸涩或醋制品以增强扶正类中药的固摄之功，如乌梅、醋鳖甲、白芍、五味子等。扶正固摄的同时加龙葵、白花蛇舌草等攻毒之品。此外，本案患者癌痛症状突出，李忠教授认为癌痛的治疗应兼顾气滞、血瘀、毒结、风湿痹阻等多种病理因素共同为患，故用姜黄、徐长卿、全蝎、预知子、延胡索、羌活、独活、威灵仙等共奏通经（络）止痛，活血止痛，祛风止痛，除湿止痛，行气止痛之功效。

李忠教授在临床治疗肺癌中，特别注重固摄扶正药物的应用，尤其善于用乌梅收敛抗癌。中医认为，乌梅性平，微酸涩，归肝、脾、肺、大肠经，能敛肺、涩肠、生津、安蛔。《本草纲目》记载："敛肺涩肠，治久嗽，泻痢，反胃噎膈，蛔厥吐利，消肿，涌痰，杀虫，解鱼毒、马汗毒、硫黄毒。"现代药理研究证明，乌梅确有抗癌作用。动物实验证实，乌梅能增强组织细胞功能，提高吞噬功能，对癌细胞有抑制作用。体外实验表明，乌梅对人子宫颈癌 TC-26 株抑制率达 90% 以上。乌梅还可提高肿瘤患者的淋巴细胞转化率，用于肺癌、食管癌、胃癌、大肠癌、膀胱癌、皮肤癌、阴茎癌等的辅助治疗。有句俗话"要想长寿就多吃乌梅"，乌梅中含抗衰老活性物质，能使全身组织趋于年轻化；乌梅是碱性食品，含大量有机酸，经肠壁吸收后很快转变为益气的碱性物质。乌梅能促进胃酸分泌，使胃脘部胀闷感消失。临床中，乌梅与扶正药物结合，能有效提高扶正药物的效果，所以，乌梅常与党参、黄芪、熟地等配伍使用。

李忠教授针对进展期肺癌，非常注重化痰散结之药的应用，如生半夏、生南星。天南星、半夏均属天南星科植物的块茎，而具消痞化痰散结之功，均为有毒之品。但半夏善治脾胃之湿痰，南星辛散之功胜于半夏，善治经络之风痰，其散结消痞之力强。南星、半夏相配且生用，则化痰散结之力非一般药物可比。肺癌的形成发展与痰浊瘀阻肺络密切相关，脾虚水湿不化，肺虚不能通调水道，津聚为痰，痰浊阻滞经络，日久而成积。故化痰散结为治疗肺癌的重要方法。《素问·五常政大论》："能毒者以厚药，不胜毒者以薄药。"凡肺癌证属脾虚痰阻，正气尚耐攻伐者，均可用之以化痰散结。但终属有毒之品，临床应谨慎使用。白花蛇舌草也是李忠教授治疗肺癌的常用药物，其味苦、甘，性寒，归心、肝、胃经。具有清热解毒，利湿消痈之效。临床用于各种癌症治疗，肺癌治疗常配伍鱼腥草、山豆根、蒲公英等。一般用量 15～60g，水煎服。

李忠教授对于肿瘤患者脉象也有独到见解，他在临床中发现肿瘤患者脉象多见濡脉。关于濡脉，《濒湖脉学》曰："濡脉，极软而浮细，如帛在水中，轻手相得，按之无有，如水在浮沤。"李时珍认为脉位浮而体细，轻手切之即得，病后、产后若见此脉犹可医治，倘若一般人见濡脉，当是无根之脉。其主证，一主虚损，二主伤湿。其曰："濡为之血阴虚病……血山崩倒湿侵脾……温补真阴起沉疴。"濡脉不仅主精血亏损，亦主阳气衰微，阴阳本互依存，阴伤日久必损阳，血亏气弱，故濡脉主诸虚百损。临证中发现癌症患者，特别是中晚期癌症患者，因毒瘤侵袭致脏腑阴阳失调，气阴两伤，正气耗散，多表现为虚证，故癌症患者脉象多濡。肿瘤患者的脉象比较复杂，临诊必需四诊合参，才能做出中肯的诊断。一般来说，脉证相应为顺，表示邪实正盛，正气尚足以抗邪；若反见沉、细、弱为脉证相反，为逆，说明邪盛正衰，易致邪陷转移。又如肿瘤晚期，正气已衰，脉见沉、细、微、弱，为顺；若脉象反见浮、洪、数、实，则表示正衰而邪不退，均属逆证。一般肿瘤在未转移之早期，见有余之脉为邪毒正盛，当用攻毒为主；若见不足之脉为正虚邪陷，当扶正祛邪。肿瘤已转移之中晚期，见不足之脉为正气已虚，宜用补虚为主；若见有余之脉，为正气虚而毒气盛，则当清火化毒。因此，脉诊可以揭示肿瘤患者邪正的盛衰，同时也可以为治疗与预后提供依据。

（杨涛　王语宁　整理）

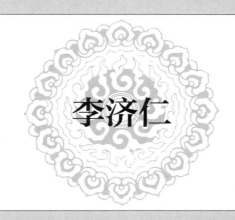

李济仁

一、医家简介

李济仁（1931—2021），安徽歙县人，国家级非物质文化遗产"张一帖"代表性传承人，新中国成立以来新安医学传承和创新发展的关键代表人物，新安医学研究的开拓者与临床实践的创新者。李老是中国中医科学院首届学部委员，全国首届30位"国医大师"之一，首批全国名老中医，首批国家级名老中医药专家学术经验继承工作指导老师，首批全国中医药传承博士后合作导师，首批全国7名内经专业硕士研究生指导老师，首批"中国百年百名中医临床家"，首批国务院政府特殊津贴获得者，中华中医药学会终身成就奖获得者，皖南医学院唯一终身教授，弋矶山医院主任医师，世界中医药学会联合会方药量效研究专业委员会会长、世界中医药学会联合会风湿病专业委员会名誉会长、中华中医药学会终身理事。

二、学术观点

（一）正虚致癌，从正虚辨治"肺癌"

随着临床研究和基础实验研究的不断深入，"正虚致癌"这一理论观点逐渐达成共识。肿瘤的发生发展是机体邪正交争的过程，受到这些病因的长期影响，会形成"正虚"的关键病机，进而导致脏腑功能失调、气血津液运行失常，气郁、血瘀、痰毒、湿邪蕴结脏腑，积久形成有形肿物。正如《素问·评热病论》中所讲"正气存内，邪不可干""邪之所凑，其气必虚"。不同类型肿瘤发生的病因病机虽不尽相同，但其发病机制均离不开"正气虚损，邪气停踞"这个关键病机。隋代巢元方《诸病源候论》中说："虚劳之人，阴阳伤损，血气凝涩，不能宣通经络，故积聚于内也。"此为虚劳积聚候，即虚劳病的一种，"夫虚劳者，五劳、六极、七伤是也"。五劳为志劳、心劳、瘦劳、忧劳、思劳，又肺劳、心劳、肾劳、脾劳、肝劳；六极为气极、血极、筋极、肌极、胃极、精极；七伤为阴寒、阴萎、里急、精少、精清、精连连、小便苦数；又，大饱伤脾、大怒伤肝、强力举重久坐湿地伤肾、形寒寒饮伤肺、忧愁思虑伤心、风雨寒暑伤形、大恐惧不节伤志，等等，极大地丰富了对肿瘤"正虚"病机的认识。宋代《中藏经》曰："积聚癥瘕杂虫者，皆五脏六腑真气失，而邪气并遂乃生焉，久之不除也，或积，或聚，或癥，或瘕。"金代张元素《治法机要》论积证时，亦指出："壮人无积，虚人则有之，脾胃虚弱，气血两衰，四时有感，皆能成积。"明代李中梓《医宗必读》提出："积之成也，正气不足，而后邪气踞之。"明代张景岳《景岳全书》亦云："凡脾胃不足及虚弱失调之人，皆有积聚病。"这些都说明脏腑虚亏是肿瘤发生的内在因素，也是其他致病因素导致癌瘤发生的前提条件。肿瘤因虚而成，肿瘤形成后寄生于人体，耗气伤血，正虚进一步加重。此外，手术治疗、化学治疗、放射治疗等西医标准治疗是肿瘤治疗的有效手段，但这些治疗手段在达到祛邪作用的同时也损伤了人体正气，如手术切除部分脏器组织后气血亏虚；射线火热毒邪灼伤肺津出现干咳、胸痛等症，多见于肺癌肺燥阴亏证和气阴两虚证；化学治疗药物多为热毒之物，多耗气伤津，损伤脏腑而致乏力、脱发、口干、白细胞低下，甚至造成肾功能不全，形成心肾、肝肾两虚，脾胃亏虚等证型，均可进一步加重"正虚"。

李老认为肺癌多为"肺虚标实"，"肺虚"有肺阴虚、肺气虚、气阴两虚之别，临床常合并脾虚、肾虚；"标实"多以痰湿、血瘀为主，根据TNM分期，Ⅰ、Ⅱ期患者证型多以肺脾气虚为主，Ⅲ期患者可见肺脾气虚、肾阴亏虚、肺阴亏虚等证型，Ⅳ期患者以气阴两虚为主；在肺癌发病过程中，随着手术、放化疗、靶向治疗耗气伤津，阴亏则热毒愈盛，痰湿证逐渐减少，瘀毒证有所增加，但气虚、气阴两虚贯穿始终，同时因为人体正气亏虚，免疫功能下降，多会发生肿瘤的生长、扩散和转移，临床多见于气阴两虚证患者。

（二）带瘤生存

李老一直强调中晚期肺癌患者应"带瘤生存"，在不可治愈的恶性肿瘤漫长治疗过程中，当邪正处于相对平衡的情况下，则可以出现"带瘤生存"的特殊阶段。此时的治疗目的应依据患者体质、重要脏腑、免疫及骨髓功能状况，生活质量的评估，制订个体化、动态调整的扶正抑瘤方案，以期达到及延续正邪相对平衡的状态，从而达到延长生存期、减轻痛苦症状、提高生存质量的目的。李老临床多以益气、补血、滋阴、温阳等扶正治疗为主，并根据肺部肿瘤的位置、大小、性质，辅以清热解毒、软坚散结、化瘀消肿之法。正如《素问·六元正纪大论》提出"大积大聚不可犯也，衰其大半而止，过则死，此治积聚之法也"，指出大积大聚这类恶性肿瘤疾病不可过度治疗，而应"衰其大半而止"，否则可能带来医源性死亡。明代陈实功在《外科正宗》中提出"带病延年"的理念，清代吴谦在《医宗金鉴》中提到"带疾而终天"，高秉钧的《疡科心得集》则记载："大方中有四绝证，风、痨、臌、膈是也。疡科中亦有四绝证，谓失荣、舌疳、乳岩、肾岩翻花是也。"认识到诸多晚期癌症是难治性疾病，并提出"细论之，发于脏者为内因……如失营、舌疳、乳岩之类，治之得法，止可带疾终天而已"，提出不可根治的恶性肿瘤疾病可以通过恰当的治疗，获得"带疾终天"的目标。

中医带瘤生存是在整体观念和辨证论治思维指导下，不仅关注肿瘤局部，更关注患者的主观感受和生活质量，防止过度治疗和不合理治疗，带瘤生存理念传承了中医天人合一的整体观念。人是一个整体，人与环境是一个整体，人与其所患疾病也是一个整体。西医学多以无瘤生存为疗效评价标准，认为恶性肿瘤疾病是局部病变，治疗恶性肿瘤必须灭活所有癌细胞以防复发。这些理念推动了根治性手术、放疗、化疗等方法的应用，但同时也因为缺乏整体观念，忽视了患者的整体状况，造成临床出现不必要的扩大手术、高强度化疗和放疗等过度治疗，导致机体承受不必要的过度损害，患者生存质量下降。随着大量临床试验研究的开展，众多医家逐渐产生对将无瘤生存作为唯一终极治疗目标的质疑。2006 年世界卫生组织（WHO）将肿瘤定义为可控、可治的慢性疾病，西医也将恶性肿瘤疾病的治疗从局限于恶性肿瘤病灶转变为重视恶性肿瘤疾病患者生存时间和生存质量，对不可根治恶性肿瘤的疗效评估以生存时间和生存质量为主，强调综合评估患者临床症状、主观感受、生活质量、心理状态等多方面的评价指标，这与中医的带瘤生存理念殊途同归，也为中西医结合治疗恶性肿瘤提供了新的思路与方法。

三、临床特色

（一）辨证与辨病共举

辨证论治是中医学理论体系的特色之一，也是中医诊治疾病的基本原则。辨病论治是借助于现代理化工具，用定量定性的直观数据阐释疾病的病理变化，以对疾病确定治疗原则。李老认为辨证论治与辨病论治在肿瘤诊治方面各有特点，应将两者结合起来共同发挥其优势。由于肺癌病机复杂，证候多变，应根据机体气血阴阳的盛衰，或气滞，或痰凝，或血瘀，或毒聚等不同邪实状况，以及内外证候的不同表现，灵活辨证。同时，应根据肺癌的不同部位，原发转移的不同性质，进行辨病论治。辨证与辨病共举，经方与专方同用，效方与达药相结合，达到理想效果。

李老强调在辨证施药的同时，常根据不同的肿瘤类型选用相应的药物，如肺癌常选用金荞麦、炙蟾皮；胃癌常选用菝葜、红豆杉树皮；肝癌用斑蝥、守宫；乳腺癌常用藤梨根、蛇莓；直肠癌选用龙葵、白英等。如患者术后高热，可随症选用金银花、连翘、菊花、天葵等清解热毒；伤口不愈，可加用生黄芪、当归、赤芍、丹参、川芎等生肌活血；对于肿瘤疼痛明显的患者，可选用制乳香、制没药、延胡索、徐长卿、郁金、猫人参等。此类药物的使用，极大地提高了临床疗效。

（二）扶正与祛邪并用

李老认为肺癌发病原因无外乎正虚邪实，由于正气虚损，脏腑阴阳功能失调，气滞、痰凝、瘀血、浊毒等有形之邪乘虚而入，留滞肺部，形成肿块，故而发为肿瘤。"正气虚则成岩"（《外证医编》），肿瘤的发生，首先责之于正气虚，正气虚则以脏腑的气、血、阴、阳虚损为主，且正气不足存在于疾病的各个阶段。邪气实则存在气滞、痰凝、瘀血、浊毒等病理因素，气滞则血瘀、气滞则痰凝，故《景岳全书》云："凡人之气血犹源泉也，盛则流畅，少则壅滞。故气血不虚不滞，虚则无有不滞者。"《仁斋直指方》亦有"气结则生痰，痰盛则气愈结"的记载。诸多病理因素常兼夹致病，出现气滞血瘀、痰瘀互结、瘀毒内盛之候。"邪之所凑，其气必虚"（《素问·评热病论》），肿瘤存在于体内，则正气益虚。故李老强调，对于肿瘤的治疗应予扶正与祛邪并用。肺癌患者毕竟存在正虚，而且在病情的发展过程中，癌毒不断耗伤正气，正虚之象渐渐显现，或以正虚为主，故关注体质状况，在正邪消长的过程中，需恰当选择，适量运用扶正补益药，使机体免疫功能增强，以助邪外出，李杲说："温之，和之，调之，养之，皆补也。"（《内外伤辨惑论》）。所以，在肺癌的辨证论治过程中，既要注重机体存在癌瘤病灶的现实，采用"攻邪"之法，又要强调在肺癌病程中机体正气虚所表现的各种各样临床症状和体征，适当地采用"扶正"等治法，正确处理"祛邪"与"扶正"的关系，扶正与祛邪并用。

扶正是前提和基础，在扶正的基础上适时、适度祛邪，方能把握肿瘤治疗的精髓。在临床治病中是以扶正为主，还是以祛邪为主，这要根据每一个肺癌患者的正气与邪气的孰盛孰衰，还要结合阶段性的变化，补与攻灵活自如，但具体实践操作比较复杂。如攻邪太过，不仅不能抑制肺癌病灶的生长，而且很有可能促进病灶的发展，甚或加速其转移；反之，如补益不适度，不仅不能调节肺癌患者的正气，反而会耗伤人的正气，如食欲降低、精神萎靡、口干加重等，不能有效地控制病灶。祛邪是为了扶正，扶正与祛邪相结合，其最终目的，主要是为了扶正。

李老临床常用黄芪、炒白术、潞党参、绞股蓝等益气健脾之品，当归、制黄精、熟地、阿胶等养血益髓之药，百合、石斛、沙参、旱莲草、女贞子、制鳖甲等生津养阴之属，以扶助正气。喜用木香、甘松、乌药、佛手等行气理气之药，生薏苡仁、炒薏苡仁、法半夏、浙贝母、玉米须、车前草等祛痰化湿之药，川芎、制延胡索、淡全蝎等活血通络之药，土茯苓、制大黄、龙葵、白花蛇舌草等清热解毒兼有现代抗肿瘤药理作用之药，以祛除邪气。

（三）软坚与活血同施

肿瘤的发生是人体气血阴阳失调，多种致病邪气侵袭机体所造成的，其病程久长，证候多变，症状繁杂，治疗实属不易。李老认为，久病易生瘀，久病易络阻。《黄帝内经》中就有"积聚""石瘕"与瘀血相关的论述。如《素问·举痛论》云："寒气客于小肠膜原之间，络血之中，血泣不得注于大经，血气稽留不得行，故宿昔而成积矣。"《医林改错》亦云："无论何处，皆有气血，气无形不能结块，结块者必须行之血也。血受寒则凝结成块，血受热则煎熬成块。"临床常表现为患处刺痛、皮肤紫绀、固定不移、拒按等表现，并可见舌质紫黯或有瘀斑瘀点、脉沉涩等征象。"瘤者，留也"。肿瘤既发，多为有形之肿块结于体内，病理性质为痰瘀浊毒胶结，窒塞气机，瘀阻络道，肿块坚硬如岩等。究其原因，多为气机郁滞，或为瘀血阻络，或为痰凝结聚，或为癌毒内聚等引起，使肿瘤成为痼疾。在治疗方面，李老遵循《黄帝内经》"坚者消之""结者散之"的原则，予以软坚散结、化痰散结、理气散结、解毒散结、活血祛瘀、化瘀通络、行气活血等治法，以达到标本兼治之效。临床常用三棱、莪术、川芎、红花、淡全蝎、炙蜈蚣、鸡血藤、活血藤、制地鳖虫、三七、浙贝母、海藻、昆布、生牡蛎、鳖甲等活血软坚之品。

（四）局部与整体相统一

肺癌是因虚而得病，因虚而致实。虚是病之本，实为病之标。虚是全身性的，实为局部性的。因此，对肺癌的局部治疗和控制确实是必要的。李老指出，我们不仅要关注肺癌患者肺部气血阴阳是否调和，气机升降出入能否平衡，还必须给予全身整体治疗以纠正患者的内环境紊乱；对于晚期肺癌患者或已无法接受局部治疗的肺癌患者则应以全身整体治疗为主，从整体方面加以调整治疗，做到局部与整体相统一，倡导"带瘤生存"。

（五）扶正培元贯穿始终

李老极为推崇明代新安医家汪机固本培元学说，在新安固本培元学说基础上，针对肿瘤患者提出了扶正培元的基本治疗原则。扶正培元即固护人体正气，平衡阴阳、气血，维持脏腑、经络的正常生理功能，从而改善肿瘤内环境，提高机体自身免疫能力，杀伤癌细胞，抑制其生长、扩散和转移。从临床效果看，扶正培元方能有效改善肺癌患者的临床症状，减轻放化疗的毒副作用，从而提高患者手术、化疗、放疗的疗效。

李老认为很多肿瘤是可防可控的。肺癌的形成非一日之功，其发病是在"正虚"的基础上导致脏腑功能失调、气血失和，最终形成"痰、瘀、毒"等病理产物；这些病理产物是肺癌形成过程中的重要病理因素。李老认为在此阶段，对机体的"失调"和"不和"进行干预，扶正培元、调节脏腑功能，即可防治甚至消除这些病理产物，从而阻断肿瘤的发生，将中医防治肿瘤的关口前移。肿瘤已成，更应扶正培元，使脏腑气、血、津、液充沛，以防肿瘤生长、扩散和转移。正如《素问·四气调神大论》云："圣人不治已病治未病，不治已乱治未乱……病已成而后药之，乱已成而后治之，譬犹渴而穿井，斗而铸锥，不亦晚乎。"

（六）注意时时顾护胃气

李老认为肺癌治疗整个过程，不论早期还是晚期，应时时注意顾护胃气，以保生化之源不竭，脾胃不败。脾、胃居中焦，为"后天之本""水谷之海""气血生化之源""脏腑经络之根"，五脏的功能活动，气血津液的正常化生皆依赖于脾胃运化的水谷精微作为物质基础，气血生化源源不断，是积极治疗的基础，也为治疗提供良好的时机及药物摄入的有效途径，故当时时顾护。正如《脾胃论》中所讲："脾胃弱则百病即生，脾胃足则外邪皆息。"肺主气，司呼吸，将脾胃运化的水谷精微布散全身。因此，针对肺癌患者，李老常注重调补肺脾之气，常以黄芪、白术、山药、太子参、西洋参、南沙参、北沙参补益肺脾之气，健运中焦，培土生金，使机体正气充沛，气血充足，抗癌能力自然加强，从而达到消除癌肿，抑制肿瘤生长、扩散和转移的目的。

四、验案精选

（一）肺癌扩散案

陈某，男，40岁，司机。1999年12月26日初诊。

主诉：咳嗽半年，咯血3个月。现病史：宿疾咽干音哑，近半年经常咳嗽，吐少量白色黏稠泡沫痰，并伴左侧季肋部不适。9月10日晚咳嗽时，曾吐鲜血两口，血随痰出。遂在当地某医院就诊，做X线胸透示左下肺靠膈肌处有片状模糊阴影，边缘不清。诊为"左下肺炎"。用抗生素等对症治疗无效。又按"结核病"治疗旬余，仍未见效。于1999年10月3日摄X线片、做支气管镜及病理检查，诊断考虑为"支气管肺癌"，决定住院手术治疗。于11月5日开胸后见支气管肺癌已经扩散，手术无法进行，仅取少许组织再送病检，报告为"鳞状上皮细胞癌"。遂予化疗，但病情日渐恶化。要求出院后改用中医药治疗。刻下：面色萎黄无光泽，形体瘦弱、疲倦乏力，痰内仍时夹血丝，语声低弱嘶哑，纳谷欠馨，小便正常，大便干燥难解。舌质红赤，苔薄白少津，脉细数。

西医诊断：支气管肺癌。

中医辨证：肺癌（肺肾阴虚，火盛刑金）。

治法：壮水清金，泻火凉血，解毒抗癌。

处方：夏枯草30g，玄参30g，旱莲草30g，生地黄30g，半枝莲30g，半边莲 30g，猫爪草 30g，藕节 30g，鱼腥草 30g，沙参 30g，天花粉 15g，玉竹 15g，冬虫夏草 15g，麦冬 15g，五味子 12g，石斛 12g，川贝母 10g。14剂，水煎温服，每日 1 剂，分早、中、晚 3 次服下。

二诊（2000 年 1 月 17 日）：上方服后，诸症减轻，咳嗽轻微，痰中已无血迹，食饮增加，大便转软，一日一行。舌质红，苔薄白转润，脉细略数。药证合拍，原意出入再进。

处方：夏枯草 30g，玄参 30g，生牡蛎 30g（先煎），白茅根 30g，蒲公英30g，南沙参 30g，北沙参 30g，鱼腥草 30g，藕节 30g，白花蛇舌草 30g，黄芪 30g，炙百合 30g，黄精 20g，生鳖甲 15g（先煎），麦冬 15g，五味子 10g。14 剂，煎服法同前。

三诊（2000 年 3 月 5 日）：守上方服药至今，上方服后，自觉诸症若失，面色渐变红润，体力日有增加，已能在办公室做轻微工作。方已奏效，毋庸更张，再按前方继续，以冀巩固。以上方药续服年余，症性稳定，未见复发，2001 年 2 月 10 日复查 X 线胸片示两肺视野清晰。后随访 10 年无复发。

按：肺癌又称原发性支气管肺癌，是由于正气内虚、邪毒外侵引起的，以痰浊内聚，气滞血瘀，蕴结于肺，以致肺失宣发与肃降为基本病机，以咳嗽、咯血、胸痛、发热、气急为主要临床表现的一种恶性疾病。肺癌是常见的恶性肿瘤之一，发病率居全部肿瘤的第 1 或第 2 位，且有逐年增高的趋势，发病年龄多在 40 岁以上，男女之比约为 5∶1。早期肺癌采用手术治疗是获得治愈和远期疗效的可靠手段，但疗效仍不够满意。放疗和化疗对部分患者近期有效，但毒副作用大，复发转移率高，多数仅有姑息效果。中西医结合治疗，可以互相取长补短，充分发挥各种治疗方法在疾病各阶段中的作用。做到在提高机体免疫力的前提下，最大限度抑制或消灭癌细胞。中西医结合治疗可起到提高疗效或减毒增效的作用，以改善症状，提高生存质量，延长生存期。本病类属于中医学的"肺积""痞癖""咳嗽""咯血""胸痛"等范畴。如《素问·奇病论》说："病胁下满，气上逆……病名曰息积，此不妨于食。"《灵枢·邪气脏腑病形》说："肺脉……微急为肺寒热，怠惰，咳唾血，引腰背胸。"《素问·玉机真脏论》说："大骨枯槁，大肉陷下，胸中气满，喘息不便，内痛引肩项，身热脱肉破䐃。"《难经·五十六难》说："肺之积曰息贲。……久不已，令人洒淅寒热，喘热，发肺壅。"以上这些描述与肺癌的主要临床表现有类似之处。宋代一些方书载有治疗咳嗽见血、胸闷胸痛、面黄体瘦等肺癌常见证候的方药。金元时期李东垣治疗肺积的息贲丸，所治之证颇似肺癌症状。明·张景岳《景岳全书·虚损》说："劳嗽，声哑，声不能出或喘息气促者，此肺脏败也，必死。"这同晚期肺癌的临床表现相同，并明确指出预后不良。《杂病源流犀烛·积聚癥瘕痃癖痞源流》所提到的"邪积胸中，阻塞气道，气不宣通，为痰，为食，为血，皆得与正相搏，邪既胜，正不得而制之，遂结成形而有块"，则说明了肺中积块的产生与正虚邪侵，气机不通，痰血搏结有关，对于后世研究肺癌的发病和治疗，均具有重要的启迪意义。肺癌是中西医学共同的疾病名称，西医学对肺癌按组织学分类，分为鳞状上皮细胞癌、小细胞癌、腺癌、大细胞癌等，其中以鳞状上皮细胞癌多见。由于肿瘤部位的不同，临床常分为中央型肺癌和周围型肺癌，以中央型肺癌常见。目前，化疗是中晚期肿瘤不可手术治疗的主要手段之一，然而化疗药物在杀死肿瘤细胞、延长患者生存期的同时也杀死了正常细胞组织，尤其是血液、淋巴细胞等。因此，化疗药物常给患者带来各种毒副作用，包括血液系统毒性、消化系统毒性、心血管及周围神经系统毒性，从而加速了肿瘤的进展，影响化疗预后。对于化疗毒副作用，目前西医学并无有效的防治方案，因此中医药成为其防治的重要手段。明·张景岳《景岳全书·虚损》载："劳嗽，声哑，声不能出或喘息气促者，此肺脏败也，必死。"此同晚期肺癌的临床表现相同，并明确指出其预后不良。本病病机属于本虚标实之证。肺为娇脏，主气、司呼吸，易感外邪。正虚外邪侵肺，其宣发肃降功能受损，一身之气不能正常运转，气机阻滞，久而耗伤机体精气，正不胜邪而入里，以致脏腑亏虚。近年来，相关研究发现，半枝莲中含有黄酮类成分、多糖类成分、二萜类成分等主要抗肿瘤作用成分，其作用机制主要包括抑制肿瘤细胞增殖、侵袭、转移与分化，诱导肿瘤细胞自噬和凋亡，调节机体免疫功能，抗肿瘤血管生成等；所涉及的通路主要包括 Hedgehog 信号通路、STAT3 信号通路、Wnt/β–catenin 信号通路、Notch1 信号通路、PI3K/Akt信号通路、c-Met信号通路等。同时，现代研究发现，半边莲生物碱对U266细胞有明显的抑制作用，且呈现浓度依赖效应。其作用机理可能是半边莲通过提高癌细胞胞内游离钙离子浓度而诱导癌细胞凋亡。木犀草素是半边莲黄酮类成分中主要有效成分之一，研究发现木犀草素对肿瘤细胞具有体外抗增殖作用，低浓度（5～10μmol/L）的木犀草素在不同的肿瘤细胞中对抗肿瘤药的增敏作用强度不同，在Hela细胞中增敏作用最显著。研究也发现木犀草素能显著诱导人非小细胞肺癌细胞A549细胞凋亡和细胞周期阻滞，其作用机制可能是通过上调JNK磷酸化继而激活线粒体凋亡途径，同时抑制NF-κB入核使其不能发挥转录活性。本案属中医学"咯血""息贲"范畴，乃肺肾阴虚之候。阴虚则火盛，日渐煎熬则液涸痰凝，毒邪内结而成癌；火盛刑金，损伤肺络，则血随痰出，或痰夹血丝。肾脉从肾上贯肝膈入肺中，循喉咙夹舌本，其咽干音哑久羁，为肾阴久虚之征。方中生地黄、玄参、旱莲草、玉竹、黄精、五味子、炙百合、沙参、石斛、麦冬、冬虫夏草、天花粉壮水益肾以制内干气分之火，清金养肺以补金受火克之损；蒲公英、鱼腥草、半枝莲、半边莲、白花蛇舌草清内结之热，解血中之毒；猫爪草、夏枯草、生鳖甲、生牡蛎益阴除热、散结解凝，藕节凉血止血；白茅根导热下行。诸药合用共奏壮水清金，泻火凉血，解毒抗癌之功。药证合拍，故获全效。

李老认为"症见咳嗽声嘶、痰少黏稠、痰中带血、面色无华、形体消瘦、肢倦乏力、语声低弱、口干咽燥、舌红少津、脉细数者，证属肺肾阴虚，痰热互结。治以滋肾养肺，清热消痰之法，则可力挽危候"。常用方剂如麦门冬汤、百合固金汤、贝母瓜蒌散等。麦冬、天冬、百合、熟地黄滋养肺肾之阴；党参、半夏益气化痰；黄芩、玄参、川贝母、全瓜蒌、甘草开胸散结，清肺化痰。并可选用沙参、玉竹、天花粉等，以增养阴清热之力；紫花地丁、紫背天葵等，以加强解毒散结之功；咯血难止者加白茅根、仙鹤草等凉血止血之属；低热盗汗者加地骨皮、白薇、五味子等育阴敛汗之属；其他抗癌效药，亦可酌选，以期佳效。

（杨哲 整理）

（二）合方酒剂内服治疗肺癌案

张某，女，56岁，营业员。2000年4月9日初诊。

主诉：咳喘20余年，加重3年，临床诊断肺癌3月余。现病史：患者"咳喘"病史20余年，近3年来病情加重，屡服中、西药不见缓解。于2000年1月3日在安徽省立医院摄X线正侧位片示右肺门区有3cm×3cm大小片状影。诊断为"右中心型肺癌"。患者不愿接受手术治疗，遂来李老处就诊。刻下：咳嗽喘促，无痰，右侧胸背部疼痛，纳呆食少，声音嘶哑，疲倦乏力，小便正常，大便干燥难解。舌质红，苔薄黄，脉弦数。

西医诊断：右中心型肺癌。

中医辨证：肺癌（肺热壅盛，气郁痰凝）。

治法：清肺益气，开痰软坚。

处方1：白花蛇舌草50g，夏枯草30g，鱼腥草30g，天花粉30g，重楼30g，沙参30g，海浮石30g，枇杷叶25g，瓜蒌25g，浙贝母15g，杏仁15g，五味子15g，桔梗15g，干地龙15g。水煎服，每日1剂，分3次服。

处方2：蜈蚣20条，壁虎20条，重楼50g，土地龙30g，加黄酒1.5kg。浸泡7日后取酒，每次服20mL，每日服3次。

用处方1、处方2治疗半年，症情日见好转，胸背疼痛减轻，纳谷增，大便软，每日一行。继按处方1加麦冬20g，露蜂房5g，绞股蓝20g，以滋阴润肺。处方2同服。现临床症状基本消失。于2001年2月10日复查X线正侧位片，示右肺门区肿块影缩小2/3，疗效明显。

按：肺癌即癌症表现在肺者，主要以咳嗽、胸痛、气急为主，咳痰或稀或稠，严重者则有咳嗽痰中带血丝或者咳吐血痰。《素问·咳论》说："肺咳之状，咳而喘息有音，甚则唾血；心咳之状，咳则心痛，喉中介介如梗状，甚则咽肿喉痹；肝咳之状，咳则两胁下痛，甚则不可以转，转则两肢下满……"这些症状在肺癌均可见到。《金匮要略·肺痿肺痈咳嗽上气病脉证治》中的"咳即胸中隐隐痛，脉反滑数……咳唾脓血"的肺痈，在肺癌患者中也可见到。《素问·玉机真脏论》"大骨枯槁，大肉陷下，胸中气满，喘息不便，内痛引肩项，身热脱肉破䐃……"等症状，颇似肺癌晚期的表现。肺癌的具体表现主要有脾肺气虚、肾肺阴虚、气阴两虚三种主要证型，肺脾气虚表现为短气自汗，咳痰稀薄，全身疲乏，纳呆腹胀，大便稀溏；舌淡有齿痕，舌苔白腻，脉象沉缓或濡。可用六君子汤加山药、黄精、沙参等药物益肺健脾；肺肾阴虚可表现为干咳无痰或者痰少不易咳出，或兼咳血，胸闷气短，心烦口渴，潮热盗汗，午后颧红，声音嘶哑，舌质红而干，舌苔薄或光剥，脉象细数，可用六味地黄汤、生脉散、百合固金汤等方药滋肾润肺；气阴两虚可见咳嗽痰少，或咳血痰，神疲乏力，纳差腹胀，口干喜饮，大便干结，舌质淡红有齿痕，脉象沉细，治疗以大补元煎、参芪麦味地黄汤等方药益气养阴。肺癌的治疗除了辨证施治外，还有很多的经验方值得推广，如清肺散结汤，方中有北沙参、黄精、鱼腥草、仙鹤草、贝母、当归、苦杏仁、前胡、麦冬、天冬、橘红，临床治疗有促使癌肿消失的效果。患者肺热壅盛，宣降失司，气郁痰凝，方用沙参、天花粉、五味子养阴清肺益气；白花蛇舌草、夏枯草、鱼腥草、重楼、干地龙解毒抗癌；海浮石、枇杷叶、瓜蒌、浙贝母、杏仁、桔梗开宣肺气，化痰散结，降气平喘。初获良效后，继以原方加麦冬养阴扶正，绞股蓝益气、解毒、抗癌，露蜂房"治积痰久嗽"（《本草正》），以增止咳定喘之功，标本兼治，疗效称佳。肺癌在临床上所表现出来的咳嗽、胸痛或痰血诸症，往往与其他呼吸系统疾病不易鉴别，加之验痰阳性率不高，故发现时每多晚期，在治疗上很难控制。从以上验案来看，用清肺益气、开痰软坚法坚持治疗，疗效满意。白花蛇舌草作为一种传统中药材，在临床上很多癌症治疗经典方剂中都有使用，但中药化学组分复杂，作用靶点多样，因此对其抗肿瘤化学成分及抗肿瘤机制实验研究进行梳理归纳就显得十分有必要。从研究现状来看，白花蛇舌草中萜类、蒽醌类、甾醇类、黄酮类、多糖类等化学成分抗癌作用较为突出，抗肿瘤治疗效果与机制实验研究多采用白花蛇舌草水提物或醇提物作用于不同肿瘤细胞来观察体外抗肿瘤作用，这也契合中医药多靶点整体治疗的观念。白花蛇舌草在消化系统肿瘤、肺癌、前列腺癌、胶质瘤、宫颈癌及急性白血病等体外实验研究中，通过调控不同信号通路及靶基因的表达，均表现出抑制肿瘤细胞增殖、诱导细胞凋亡的作用。

壁虎又称守官、天龙等，为壁虎科动物无蹼壁虎或多疣壁虎等的干燥全体，性味咸，有小毒。现代临床应用研究表明，壁虎有祛风、定惊、散结、解毒、止咳平喘的功效。在治疗各种恶性肿瘤、结核病、骨髓炎、瘘管、窦道以及外科抗感染等方面疗效确切，引起医药界的广泛关注。现代的实验研究表明，壁虎具有确切的抗肿瘤活性。壁虎早在古代就被应用于治疗各种疾病，除抗肿瘤活性外的多种药理活性已被广泛应用于临床实践中，如在消炎抗菌、敛疮生肌、治疗结核及降血压等方面也有巨大优势，对这些方面展开的研究，有助于进一步扩大壁虎的临床应用范围，提高其市场利用价值，为新药研发奠定基础。处方2药酒剂选药精当，因而有显著疗效。方中蜈蚣味辛，性微温。《日华子本草》说它"治瘰癣"，对于肿瘤及疮疡痈毒，皆有消坚化毒之效。各种肿瘤配合木鳖子、炮山甲等品，有控制发展、改善症状的作用。壁虎，味咸，性寒，功能祛风定惊、解毒攻坚、抗痨消瘰。《四川中药志》载："祛风，破血积包块，治肿瘤。"如上海中医药大学附属龙华医院用壁虎、干蟾皮、天冬、麦冬各9g，南沙参、北沙参、百部、八月札各12g，夏枯草、葶苈子各15g，鱼腥草、山海螺、金银花、白英、蛇舌草、生牡蛎、苦参各30g，水煎，每日1剂，治疗晚期肺癌。重楼又名蚤休、重台根、草河车、土三七。味苦，性寒，功能清热解毒，消肿止痛。药理研究证实，重楼有抗肿瘤作用，其甲醇提取物对宫颈癌Hela瘤株有抑制生长作用。地龙清热平喘，而且有抑制肿瘤细胞生长的作用。全方以黄酒浸服以温通活血，增强诸药的抗癌功效。

李老指出："在祖国医学文献中，与肺癌类似的记载，散见于咳嗽、哮喘、痨瘵、咯血、胸痛、痰饮、积聚、肺痿、肺疽等病症的资料中，尤其与'肺积''息贲'相似。肺癌的成因乃外感六淫邪毒犯肺，内有七情饮食所伤，并有脏腑正气虚损，则肺气膹郁，宣降失司，津液不布，积聚成疾，痰凝气滞，血行受阻，瘀血留结，积成息贲。因邪正盛衰，故宜详审。治宜攻补兼施，攻邪而不伤正，养正而不助邪，乃治积之要也。"扶正祛邪是中医的基本治则之一，也是中医学整体观念的重要组成部分。"正"是指人体的正气，包括先天禀赋和后天调养而建立的免疫功能。正气在肿瘤的发生、转化中起决定性作用，扶正能调动机体的抗病能力，提高免疫功能，又能增强体质。恶性肿瘤是一种全身性疾病，其发生、发展与机体的抗瘤能力相互制约，互为消长。所以，在肿瘤的治疗中，要重视增强整个机体的抗癌能力，从而抑制肿瘤细胞的增殖、浸润和转移。肿瘤存在于体内，则正气益虚，疾病的转归，实质上取决于邪正的消长盛衰，正胜邪退，则疾病趋向于好转和恢复；邪盛正衰，则疾病趋向于恶化。故而李老强调攻邪而不伤正，养正而不助邪。

（杨哲　整理）

（三）肺癌术后案

殷某，男，73 岁，离休工人。2017 年 9 月 5 日初诊。

主诉：右支气管肺癌 1 年余。现病史：患者 2016 年因右上肺占位性病变于上海同济大学某附属医院住院治疗，后行右肺上叶切除术，化疗 4 个疗程后好转出院。近日来，病情有所反复，欲口服中药改善，遂赴李老处就诊。刻下：自觉喉中常有少许白黏痰，难以咳出，胃纳欠佳，平素易倦怠，大便干，4～5 日一次，余尚可。舌红有裂纹，苔薄黄，脉沉弦。

西医诊断：右支气管肺癌。

中医辨证：肺岩（肺脾气虚，痰热互结）。

治法：清肺健脾，化痰消瘀。

处方：黄芪 40g，金荞麦 30g，鱼腥草 30g，白花蛇舌草 30g，猫爪草 20g，半边莲 15g，半枝莲 15g，炒薏苡仁 15g，生薏苡仁 15g，炒白术 15g，炙桑白皮 15g，浙贝母 15g，炒黄芩 9g，制半夏 9g，火麻仁 30g。15 剂，水煎服，每日 1 剂。

二诊（2017 年 9 月 20 日）：患者服上方后，病情好转。现喉中有少许白黏痰，较难咳出，纳可，大便 3 至 5 日一次，不干，寐可。余无不适。2017 年 9 月 19 日胸部 CT：右肺上叶切除术后；纵隔淋巴结肿大；右肺下叶少量炎性渗出。续上方加望江南 15g，生大黄 9g，炒黄芩增至 12g。28 剂，水煎服，每日 1 剂。

三诊（2017 年 10 月 19 日）：服上方加减共 28 剂后，患者疲乏无力之症减轻，精神好转，喉中基本无明显不适。后复查胸部 CT 示无明显异常。

按：患者罹患肺癌 1 年，化疗术后余邪未尽，痰热郁结于肺，肺失宣降，腑气不通，脾气亏损失于健运，故咳嗽咳痰不止，大便干结，倦怠体乏。一派肺脾气虚，痰热互结之象，舌脉亦可佐证。李老认为肺癌的病因总合癌病类，正虚邪实，虚主要指的是阴虚、气虚及精亏，实则指的是痰凝不畅、气滞不顺、血瘀不通。体虚是导致癌症形成的根本因素，而临证中则需把握住痰、热、瘀、毒、虚 5 个重点病机。该患者虚实夹杂，标在气者应注意投放行气化痰之品，在血者应注重加入活血化瘀之药。本在气阴两虚，健脾清肺。方用黄芪、炒白术培补脾肺固其本；白花蛇舌草、鱼腥草、半边莲、半枝莲、猫爪草化痰散结抗癌；金荞麦、炙桑白皮、炒黄芩清肺化痰，降逆止咳；浙贝母、制半夏化痰散结，消旧积；生薏苡仁、炒薏苡仁辅白术健脾利湿，与金荞麦合用以解毒消痈排脓；火麻仁润肠通便，泻而不损。二诊投望江南、生大黄、炒黄芩，泄热通便，解毒消痈，通调六腑。全方补中寓消，诸药合用共奏清肺健脾、化痰消瘀之功，抗癌之力亦贯穿其中，疗效甚佳。

在古代中医学文献中，一般将肺癌称为"痞癖""肺积""肺壅""息贲"；《素问·咳论》中是这样描述的："肺咳之状，咳而喘息有音，甚则唾血……而面浮气逆。"在以记载各种积聚病症而闻名的《难经》中是如此描述的："肺之积，名曰息贲，在右胁下，覆大如杯，久不已，令人洒淅寒热，喘咳，发肺壅。"肺积之病名最早来源于《难经》，并提出"息贲"的说法。至《济生方》才正式提出"肺积"的名称。《活法机要·养正邪自除》中记载："壮人无积，虚人则有之。"肺积常见的临床表现为咳嗽、咯血、胸痛、气短，中医古籍有相关论述。《素问·脉要精微论》曰："肺脉搏坚而长，当病唾血。"充分描述了咯血之症。《景岳全书·虚损危候》指出："劳嗽声哑，声不出或喘息气促者，引肺脏败也，必死。"《济生方·癥瘕积聚门》曰："息贲之……喘息奔溢，是为肺积……其病气逆，背痛少气，喜忘目瞑，肤寒皮中时痛，或如虫缘，或如针刺。"对肺积重症的描述较为详细。对于本病的发病及预后，《杂病源流犀烛·积聚癥瘕痃癖痞源流》曰："邪积胸中，阻塞气道，气不得通……皆邪正相搏，邪气胜，正不得制之，遂结成形而有块。"肺主气司呼吸，主宣发肃降，通调水道。若正气内虚或先天不足，则肺气亏虚，宣降失常，邪毒乘虚而入，肺气膹郁，脉络阻塞，痰瘀互结而成肺积；或七情内伤，气逆气滞，而气为血帅，气机升降紊乱，终致肺脏血行瘀滞，局部结而成块，诚如《素问·举痛论》所说："悲则心系急，肺布叶举，而上焦不通……"或外邪犯肺，肺为娇脏，喜润而恶燥，燥热最易伤肺，加之长期吸烟，"烟为辛热之魁"，燥热灼阴，"火邪刑金"，炼液为痰，形成积聚；或饮食所伤，《素问·痹论》曰："饮食自倍，肠胃乃伤。"脾为生痰之源，脾虚则水谷精微不能升化输布，致湿聚生痰，肺为贮痰之器，痰浊留于水之上源，阻滞肺络，痰瘀为患，结于胸中，肿块逐渐形成；或邪毒侵肺，肺为气之主，通于喉，开窍于鼻，直接与外环境相通，如废气、矿尘、石棉或放射性物质等邪毒袭肺，则肺之宣降失司，肺气郁滞不行，气滞则血瘀，毒瘀结聚，日久而成癌瘤。《外证医案汇编》记载"正气虚则成岩"，这充分说明了肺部存有肿块，其根本原因在于气虚。李老认为中医疗法进行祛邪的根本目标不是为了简单清理瘀块，而是彻底清除体内毒素，扶正的根本目的并不是为了再创健康体质，而是进一步提升人体气血生化能力，在提高自身免疫力的同时最大程度上降低不良反应出现的概率，促进抗癌药物药效的发挥。这种祛邪与扶正并重的措施，使机体维持相对良好的内环境和高水平的生命状态，可显著提高肺癌患者的生存质量。除了服用中药外，针灸、耳穴疗法也具有中医诊疗特色，在临床上疗效甚佳。体针法：①改善症状，延长生存期：治法为扶正固本。取穴为关元、足三里、三阴交、肺俞、内关、列缺、尺泽。配穴为厌食加下脘、天枢、上巨虚；呃逆加内关、中脘。②镇痛：治法为行气活血。取穴为夹脊穴、合谷、太冲、孔最、尺泽、列缺。③减轻化疗副作用：治法为扶正化浊。取穴为大椎、足三里、三阴交。配穴：化疗导致免疫功能抑制，加内关、关元；白细胞减少，加膈俞、脾俞、胃俞、肝俞、肾俞；胃肠道不良反应，加内关、中脘、天枢；口腔咽喉不良反应，加照海、列缺、廉泉；直肠不良反应，加天枢、大肠俞、支沟、梁丘。灸法可选用大椎、足三里、三阴交、膈俞、脾俞、肾俞、命门等穴位，采用隔姜灸，艾炷如枣核大小，每穴灸7壮，每日1次，连续灸治20天，休息1周后再行第2疗程艾灸。也可用直接灸法。耳针法：于肺脏相应部位行毫针刺，用中等或弱刺激，间隔10分钟行针1次，必要时可留针24小时。或用揿针埋藏或用王不留行籽贴压，每3～5日更换1次。积极治疗肺部慢性疾病，减少或戒除吸烟，加强劳动保护，改善环境卫生，畅达情志，调节饮食，积极锻炼身体，增强防病抗病能力，定期开展肺癌的预防性检查，做到早发现、早诊断、早治疗。肺癌患者应注意心理、饮食、生活习惯等方面的护理与调摄，首先要调畅情志，增强信心，更多地关心他人，保持乐观向上的心理，有利于疾病的治疗和抗病能力的增强；饮食宜进丰富而易消化的高营养品，多食新鲜蔬菜，避免辛辣、肥腻之品；生活习惯：应劳逸结合，加强锻炼，戒掉烟酒，适当练习各种传统功法，如五禽戏、八段锦等功法。

（杨哲　整理）

（四）肺癌骨转移案

谢某，女，68岁，司机。2017年2月9日初诊。

主诉：咳嗽1年余、肩背部疼痛半年。现病史：患者1年前无明显诱因下出现干咳，受寒后加重，于中医院就诊给予消炎、镇咳治疗（具体用药不详），效果欠佳。2016年4月复发，经抗炎等对症治疗后咳嗽缓解，后出现肩背部不适。肺活检示：纤维平滑肌组织、软骨组织及少量挤压的肺泡组织，其间见纤维素渗出，少量淋巴细胞浸润。右肺上叶活检示：黏膜急、慢性炎。纤支镜刷出物镜检未找到恶性肿瘤细胞。痰涂片2张（HE）：镜检未找到恶性肿瘤细胞。2016年12月23日于芜湖市中医医院行胸部CT平扫：①右上肺占位，考虑肺癌伴纵隔、肺内及胸椎、肋骨多发转移；②右肺门及纵隔淋巴结转移。近2个月患者自觉肩背部酸胀及腋窝疼痛不适加重，白天疼痛为甚。食纳尚可，眠安，二便基本正常；舌红，苔黄腻，脉沉。

西医诊断：右上肺占位伴骨转移。

中医辨证：肺积（正虚邪实）。

治法：扶正祛邪，抗癌止痛。

处方：黄芪50g，炒白术15g，土茯苓30g，半枝莲15g，半边莲15g，白花蛇舌草25g，金荞麦30g，制延胡索30g，制乳香12g，制没药12g，百合30g，南沙参15g，北沙参15g，天冬15g，麦冬15g，三棱10g，莪术10g，川芎15g，川贝母9g。7剂，水煎温服，每日1剂，分早、中、晚3次服下。

二诊（2017年2月14日）：上方服后，诉肩背部酸胀及腋窝疼痛不适症状同前，白天疼痛为甚，口苦，食纳尚可，眠差，二便基本正常。舌红，苔黄腻，脉沉。

处方：肉桂12g，制附片12g（先煎），当归12g，制川乌12g（先煎），制乳香9g，制没药9g，秦艽10g，制大黄9g（后下），炒白芍15g，制延胡索20g，透骨草15g，海风藤15g。3剂，水煎外用，每日1剂，分早、中、晚3次离子导入。

三诊（2017年2月17日）：内服、外治相结合后，患者自觉肩背部酸胀及腋窝疼痛不适较前好转，口苦，食纳尚可，眠差，二便基本正常。方已奏效，加全蝎6g，石斛15g以冀巩固。舌红，苔黄，脉沉。

以上方药续服，嘱患者定期复查肿瘤指标、胸部CT、骨扫描。

按： 本案肺癌骨转移归属于中医学"骨瘤""骨蚀""骨瘘疮""骨痹""骨疽"等范畴。主要症状是疼痛及功能障碍，甚至病理性骨折。李老认为，正虚邪实是肺癌骨转移的基本病机。《素问·刺法论》说"正气存内，邪不可干"，《素问·评热病论》中载"邪之所凑，其气必虚"的总则。隋代巢元方在《诸病源候论》中指出："积聚者，由阴阳不和，腑脏虚弱，受于风邪，搏于腑脏之气所为也。"正虚为本，以肺、脾、肾虚为主；邪实为标，指气滞、痰瘀、癌毒痹阻筋骨。就肺癌而言，虚以气虚、气阴两虚为主。李中梓在《医宗必读》中指出："初者，病邪初起，正气尚强，邪气尚浅，则任受攻；中者，受病渐久，邪气较深，正气较弱，任受且攻且补；末者，病魔经久，邪气侵凌，正气消残，则任受补。"气虚运行不畅则成气滞，气不行则血不运、津不布，血不运则成瘀，津不布则生痰，气滞血瘀痰湿相互胶结又可形成癌毒，故实以气滞、痰瘀、癌毒为主。肺癌骨转移病位在肺、骨，由于病程迁延日久，肺气阴两虚。当治以补肺益气，滋阴解毒。用药当以扶正固本、抗癌解毒药物为主，再佐以温阳镇痛之品。

本案患者为右上肺占位伴骨转移。患者老年女性，肺癌伴纵隔、肺内及胸椎、肋骨多发转移，全身疼痛，病情及情绪极差，预后不佳，治疗以改善患者生活质量，带瘤生存为主，以固本培元为治疗原则，患者积极接受治疗，在肿瘤晚期生活质量明显改善，最终于 2019 年 11 月 14 日因病去世。有关肿瘤骨转移的案例，古人并没有针对性的论述。但中医将肿瘤转移称为"传舍"，"传"指向除原发部位外的其他部位传播，"舍"指停留在某个部位，癌瘤形成之后，正气亏耗，无力固摄，癌毒随经脉播散，侵犯脏腑、组织。明代薛己《外科枢要》曰："若劳伤肾水，不能荣骨而为肿瘤，名为骨瘤。"阐述了骨瘤的发病机制主要为过劳伤肾，不能濡养骨骼，气血失调，病邪随气血凝滞于骨，从而发为骨瘤。因此在治疗时要补肾固气，调气和血。本案一诊方中大剂量黄芪与炒白术相须为用，补气为主，川芎活血行血，通行十二经脉，共奏调和气血之效；在现代药理学中黄芪和白术都明确具有抗肿瘤功效。黄芪抗肿瘤机制主要涉及抑制肿瘤细胞增殖、迁移。在黄嘌呤氧化酶诱导的肺癌细胞中，多糖能抑制 LC3B 蛋白和 p62 蛋白表达时肺癌细胞自噬小体增加。白术提取物具有抗肿瘤活性，可以通过线粒体途径加速肿瘤细胞的凋亡。另外取土茯苓、半枝莲、半边莲、白花蛇舌草、金荞麦增强清热解毒，消积抗癌作用；有实验研究证明半边莲生物碱能抑制骨髓瘤细胞 U266 的体外增殖，且呈现药物浓度 – 时间依赖效应，其作用机制可能是通过促进细胞凋亡来实现。制延胡索、制乳香、制没药、三棱、莪术此五种止痛类中药合用，对缓解患者骨转移疼痛起到治标作用。延胡索历来为止痛要药，延胡索乙素，即消旋四氢帕马丁，为主要镇痛物质，其左旋体止痛作用较右旋体强，对慢性持续性钝痛效果最佳，其镇痛程度甚至能达到典型镇痛药吗啡的 40%。川贝母、南沙参、北沙参、百合、天冬、麦冬专养肺阴、清肺热、止咳，诸药合用，共奏标本兼治、扶正抗癌止痛之功。北沙参中含有的异欧前胡素在体外抗肿瘤实验中，对人肺癌细胞株A549有明显的抑制作用。麦冬中的皂苷类物质可通过增强机体的免疫反应来提高机体抗肿瘤的能力。二诊患者疼痛控制欠佳，疼痛是肺癌骨转移的常见症状，严重影响患者的生活质量。李老自创离子导入方：肉桂、制附片、制川乌温里祛寒之效强，制乳香、制没药、制延胡索继续加强止痛作用，当归、炒白芍养血补血，制大黄意在化瘀，秦艽、透骨草配伍藤类药海风藤，以其轻灵，易通利关节而达四肢，具有清热解毒、消肿祛瘀、消炎解毒之功。三诊患者通过内服、外用相结合，自觉肩背部酸胀及腋窝疼痛不适较前好转。方已奏效，加全蝎6g，全蝎味咸、辛，性平，有小毒，有息风止痉、通络止痛、攻毒散结的功效。对于邪气深经入骨，全蝎能使浊去凝开，气血冲和。现代药理研究证实，全蝎既能抑制肿瘤细胞生长，具有抗肿瘤作用；又能达到镇痛效果。在相关文献报道中，蝎毒镇痛的效果比吗啡更强，且其镇痛效果随着用药时间的延长而增加。肿瘤晚期，癌毒盘踞，正气极虚，治疗应以补益扶正为要，加石斛补肺气，养肺阴。李老时常训诫："在运用虫类药时，要特别注意顾护正气。虫类药性猛力专，临床疗效较好，但多有毒性，不良反应明显，治疗时不耐一味猛烈攻伐，以致犯虚虚之戒，应中病即止，常配伍扶正之品，使邪去而正不伤，效捷而不猛悍。"李老还常告诫我们，在治疗肿瘤类疾病时，不仅要治疗疾病，更要注重患者的心理。社会普遍"闻癌色变"，而肺癌即是最为高发且致死率极高的一种。肺癌的发生严重影响患者的生命健康，并且当得知自己患有癌症，极易导致不良情绪，加重病情。患者自身在病痛、家人情绪及病情好转缓慢等多方面压力下，往往会造成心理负担过重，从而导致恐惧、焦虑、反抗等不良情绪发生，严重影响其治疗积极性及生活质量如睡眠、饮食等，极不利于疾病转归与预后。因此在治疗时不可仅针对疾病，更要注重人文关怀。在治疗复杂疾病之时，要学会使用多种治疗方法，不可局限于单纯用药。例如离子导入法，本法在治疗肺系疾病中取得了一定成果。有研究显示，超声波传播过程中介质会吸收能量，转换为热能，此"热效应"可使超声透皮给药速率增加。超声离子导入可实现程序化靶向给药，又可发挥叠加效应，达到事半功倍的效果。

（杨哲　整理）

（五）肺癌术后化疗不适案

余某，女，60岁，退休工人。2016年12月2日初诊。

主诉：右肺癌术后4年余。现病史：患者4年前行右肺下叶癌切除术，术后行2次化疗。2016年10月26日胸部CT：①右下肺癌术后改变，右侧胸膜明显增厚伴结节，考虑转移，较2016年8月29日片大致相仿；②右肺少许结节，少许纤维、增生灶；③右侧部分肋骨骨质异常。癌胚抗原35.82μg/L，红细胞$3.06×10^{12}$/L，血红蛋白104g/L，红细胞沉降率26mm/h。现患者自觉右侧胁肋及背部酸胀不适。平素畏寒，食纳、睡眠一般，情志不畅，二便基本正常。舌紫胖，苔黄润，脉弦。

西医诊断：右肺癌术后。

中医辨证：肺癌（肺气亏虚，气机不畅，气滞痰瘀）。

治法：扶正散结，化痰行气消瘀。

处方：抗肿瘤方加减。黄芪40g，益母草30g，金荞麦30g，白花蛇舌草30g，龙葵30g，猫爪草20g，半枝莲15g，半边莲15g，壁虎15g，莪术15g，全蝎8g，炒黄芩10g，土鳖虫10g。20剂，水煎服，每日1剂。

二诊（2016年12月23日）：患者服上方20剂后症状较前明显好转，病情稳定，背部酸胀不适减轻，精神转佳。眠一般，大小便基本正常。舌红胖，苔薄黄，脉弦数。现欲继服中药调理。守上方去莪术加茯神10g，酸枣仁30g继服30剂。

三诊（2017年1月22日）：患者右侧胁肋及背部无明显不适，眠可，二便可。

按：在中医学文献中，与肺癌类似的记载散见于咳嗽、哮喘、痨瘵、咯血、胸痛、痰饮、积聚、肺痿、肺疽等病症的资料中，尤为"肺积""息贲"相似。肺癌的成因乃外感六淫邪毒犯肺，内有七情饮食所伤，并有脏腑正气虚损，则肺气结郁，宣降失司，津液不布，积聚成疾，痰凝气滞，血行受阻，瘀血留结，积成息贲。因邪正盛衰，故宜详审。治宜攻补兼施，攻邪而不伤正，养正而不助邪，乃治积之要也。患者罹患肺癌，4年前行手术及化疗治疗后好转，此次因右侧胁肋及背部酸胀不适于我处就诊，报告示右侧胸膜明显增厚伴结节，考虑转移，此时正虚邪实，属中医"内科癌病"范畴。初诊，患者咳嗽少，但自觉右侧胁肋及背部酸胀不适明显，舌紫胖，苔黄润，脉弦。从中医角度分析病机应属肺气亏虚，气机郁滞日久，痰气瘀阻于内，气不行则成痰瘀，后期演变为痰瘀互结，渐成肿块，复发为肺癌。结合舌紫胖，苔黄润，脉弦，辨证为肺气亏虚，气机不畅，气滞痰瘀。治当扶正散结，化痰行气消瘀，方用自拟抗肿瘤方为基础，予龙葵、猫爪草、半枝莲、半边莲解毒抗癌；辨证用药，以黄芪、益母草为君，黄芪补气行滞，推动血行，鼓舞正气，托毒排脓，益母草归肝、心经，辛开苦降，专入血分以行血祛瘀；莪术能破气中之血、全蝎攻毒散结，现代临床证实二者均有抗肿瘤作用，土鳖虫、益母草散结消癥，共奏活血通络，祛瘀生新之功效；更与白花蛇舌草、金荞麦、炒黄芩，清热化痰，直达病所。全方气血同治，共奏扶正散结，活血化痰消瘀之功，故疗效显著。二诊去破血行气之莪术，以防耗气伤血之弊，予茯神、酸枣仁养心安神，随访后患者整体均较前明显好转。在肺癌的病因病机方面，古代文献有着不同的认识。《灵枢·九针论》载"四时八风之客于经络之中，为瘤病也"，认为外邪入侵留滞经络会导致瘤病发生。《灵枢·百病始生》载："若内伤于忧怒则气上逆，气上逆则六输不通，温气不行，凝血蕴裹而不散，津液涩渗，着而不去，而积皆成矣。"记载了情志所致"积病"的病理机制。古代文献单独对"肺癌"病因病机明确记载相对较少，多以肿瘤相关病整体病因病机描述为主，见于"癥瘕积聚"等病中。《中藏经》指出："积聚癥瘕杂虫者，皆五脏六腑真气失，而邪气并遂乃生焉，久之不除也，或积，或聚，或癥，或瘕，或变为虫。"认为五脏正气亏损日久会导致肿瘤相关疾病发生。《济生方》中提到："忧思喜怒之气，人之所不能无者，过则伤乎五脏，逆于四时，传克不行，乃留结而为五积。"认为情志是"积病"的致病因素。攻邪派张子和所著《儒门事亲·五积六聚治同郁断》载："积之成也，或因暴怒喜悲思恐之气，或伤酸苦甘辛咸之食，或停温凉热寒之饮，或受风暑燥寒火湿之邪。"从情志、饮食、外邪等多方面阐述了本病病因，是对"积病"病因病机较为全面的论述。李梴《医学入门·积聚门》载："积初为寒……久则为热……""五积六聚皆属脾，阳虚有积易治，惟阴虚难以峻补"，首次提出本病病机转换分寒热且主因脾脏。明代医家申斗垣首次提出了癌的发病与年龄的关系，《外科启玄》载："癌发，四十岁以上，血亏气虚……"《诸病源候论》中认为毒邪是肺癌的主要成因，"物能害人者，皆谓之毒"。同时，《明医杂著》中认为痰邪也是肺癌发病的重要原因。《医林改错》中"血受寒则凝结成块，血受热则煎熬成块……"中认为癌症的发病机制与"瘀血"有着密切关系。李老认为肺癌的病因是由于人体正气不足、阴阳平衡失调、气血津液失布所致，肺为娇脏，邪气滞留于肺，与瘀血、痰、热毒等互结，逐渐积滞而形成有形肿块，从而发展为肺癌。临证多虚实夹杂，在虚证中，其典型症状为气虚、阴虚；在实证中典型症状为气滞血积。肺癌患者，特别是已经进入中、晚期的患者，症状多而复杂，独立症状不多，共同症状较多，在实践诊疗过程中可以采取辨病和辨证结合的方式，把握病情，选择最佳治疗方案。

本案是一例典型的肺癌术后化疗患者，手术、放疗或化疗术后，此类患者常因药物耗伤，损伤正气，同时癌毒残余，多形成正虚为主，邪气未散的虚实夹杂复杂证候。李老非常重视人体正气在肿瘤术后患者康复过程的作用，将补益药作为治疗的基础，而清热解毒药通过抗癌作用祛除患者周身未尽之邪，最后通过通利经脉气血，为正气复苏创造条件。以补益药、清热药、活血药的灵活配伍，既可利用药性增强正气、祛邪通脉，亦能促使患者被手术、放疗或化疗所损伤的正气复苏，达到扶助正气、清热祛邪、活血通络的效果。对于肿瘤术后患者复杂多样的临床症状，李老以黄芪、半边莲、半枝莲、白花蛇舌草为基础方。李老认为，针对肿瘤顽固、难治愈的特点，肿瘤术后患者多属正气不足、邪气有余，治疗上必须以扶正祛邪为基本治则。上述四药组成的基础方中，李老常常在剂量上重用黄芪，这是新安医学"固本培元派"的用药思想体现。通过温养气血、培补脾肾元气，激发人体生命的原动力，抵御外邪，增强抵抗力，治疗疾病。此方在用药上紧扣气化失调的病机，针对肿瘤术后患者气化失常而出现的乏力、胁痛、胸闷、咳嗽、头晕等症状，以黄芪为君药，用量宜大，方能充分发挥补气兼行气的功效，使气机通畅；而针对患者气虚痰瘀导致的胁痛、肢体疼痛、胃脘胀满等症，则以"气为血之帅，血为气之母"为要旨，充分利用黄芪开通瘀滞、活血止痛、补气生血的作用。白花蛇舌草、半枝莲、半边莲这三味药物均属于抗癌药，三药同用，使清利湿热、解毒抗癌之效倍增。现代药理学研究也证实此三味药可增强机体免疫力，抑制肿瘤细胞的生长。三药与黄芪相互作用，合而为"攻补兼施"之意，使正气得复，余邪得除，气血得畅。李老在肿瘤术后患者的治疗中时刻注意整体观念，灵活运用异病同治法，临床收效显著。综合所述，李济仁将扶正与抗癌相结合，处处反映出新安医学特有的固本培元、扶正祛邪思想。他在自身经验方的基础上，辨证运用健脾理气、益气滋阴、养血安神等治法，发挥中医药对肿瘤术后患者的干预作用，有效弥补了西医学在肿瘤术后治疗上的不足。

（杨哲　整理）

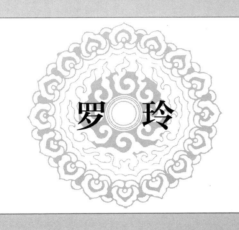

罗 玲

一、医家简介

罗玲（1956.2—　　），女，主任中医师（二级），重庆市名中医，重庆市人民政府文史馆馆员，重庆市第二届学科技术带头人（中医内科），国家中医药管理局"罗玲传承工作室"建设项目专家，全国第五、六批老中医药专家学术经验继承工作指导老师。贵州中医药大学、成都中医药大学硕士及博士研究生导师。从事中医内科临床40余年，专长于呼吸系统疾病、肿瘤及内科杂症的中医、中西医防治。主研国家级课题1项，重庆市科委及市卫生局课题7项，获中国中医药研究促进会科技进步奖1项，获重庆市科委科技进步奖三等奖及重庆市医药科技进步奖二等奖。发表专业学术论文28篇，主编或参编《重庆名医名方》《中医内科急症手册》等医学专著5部。

二、学术观点

罗玲老师于1982年以优异的成绩毕业于泸州医学院中医学专业，1983年始在重庆市中医研究所工作，凭着对中医的挚爱，刻苦努力学习，勤于思考，长期临床摸索以及经重庆市中医研究所老一辈中医药专家的指点，博采众长，逐渐形成了自己的学术思想。

罗玲老师热爱中医，熟读中医经典著作，从经典理论吸取知识、拓展思路。罗玲老师毕业后即开始中医内科临床一线工作，门诊、病房广泛采用中医药治疗心肺、脾胃内科病及疑难杂症，将理论运用于实践，在实践中验证理论并在实践中得到提高，理论与实践相结合，逐渐有了自己的临床心得，加以整理、系统化，就逐渐形成了自己的学术思想。在罗玲老师学术思想形成过程中，离不开重庆市中医研究所老一辈中医药专家的指点和影响，其中影响较大的是田令群和黄星垣两位名老中医。

田令群老中医（已故），重庆市名中医，主任中医师，全国第二批老中医药专家学术经验继承工作指导老师，曾任重庆中医研究所内科主任，中华全国中医学会内科（现中华中医药学会）学会首届委员。著有《实用中医内科手册》《现代保健》《五衰的中医治疗及研究进展》等专集。田老学验俱丰，擅治内科杂病，对呼吸、脾胃、失眠等内科疑难杂症有独到见解，对咳嗽的治疗颇有经验，田老治咳可概括为"宣""降""清""温""补""润""敛"七法。罗玲老师曾跟随田令群老中医临证 3 年，深受田老治咳七法的影响，并提出了自己的观点。罗玲老师认为，肺系疾病的辨证施治应当以肺的基本生理功能为前提，并以气、津、血为纽带，肺与他脏在气、津、血的生理代谢上相互联系、病理上必然产生相互影响，其病理为"痰、瘀、滞、虚"，治疗咳嗽、喘证、哮病、痰饮、肺痈、肺痿、肺胀、梅核气等肺系疾病当在脏腑辨证的基础上，以"调气、调津、调血"为重点进行辨证施治，恢复脏腑生理功能为目的。对于杂病、疑难病，每遵"怪病多痰"，同时重视"气"，疑难杂病，痰气胶着更多见，临床上，易见"气行痰易消""痰结气易滞"，故主张"行气化痰"。

黄星垣老中医（已故），全国知名中医内科专家，曾任重庆市中医研究所研究员、所长，中华全国中医学会常务理事，中国中西医结合研究会常务理事。长于中西医结合诊治肾盂肾炎、内科急症。主编《实用中医内科学》《中医内科急症证治》等著作。以黄老为首的团队对温热病、中医急症研究颇深。罗玲老师系其研究团队成员之一，深受黄老学术思想的影响，结合自身临床积累，对温病阴伤证的诊治也颇有心得，并主研课题"温病伤阴证候特点的临床及实验研究"。随着临床经验的不断积累，罗玲老师进一步认识到"肺病末期必见阴伤，阴伤易现血瘀"，逐渐形成了晚期肺病及恶性肿瘤性疾病易见阴伤血瘀，并提出此类疾病以"填津养阴化瘀"为治法，挽救患者于垂危之中。

（一）兼收并蓄，病症合参

罗玲老师平素关心爱护患者，工作严谨，学习孜孜不倦，善于总结钻研，爱学经典，尤其是《黄帝内经》《伤寒论》《金匮要略》《温病条辨》，崇尚"五脏六腑皆令人咳，非独肺也"及"和"的思想，推崇张仲景的辨证论治及药物配伍，熟读唐容川《血证论》，以其治血四法为指导，同时喜欢结合经典和专著读一些医案医话，阅读学术刊物，从中学习现代人的中医临证经验，兼收并蓄，融汇各家，最后形成了自己的学术思想和临床经验。其主张治疗肺系疾病以"调理肺气"为重中之重，注重气机升降平衡；基于"阴虚血瘀互为因果"，提出心肺脏器衰竭、恶性肿瘤等伤阴证"从瘀论治"的观点，并运用于临床；治疗恶性肿瘤放化疗患者重在"顾护胃气"，临证"审胃气，存津液"至关重要；肺纤维化疾病主张从"痰瘀互结"论治；治疗胃食管反流性咳嗽采用"肺胃同治"法而获良效；主张辨证与辨病相结合辨治中医内科杂病，提高临证辨证施治优良率。其认为肺疾责肺，非独肺也；慢性咳嗽病因在于风、痰、瘀、虚，病机在于脏腑气化失常，气机升降失调，肺失宣肃，治疗慢性咳嗽应从风从痰从瘀论治，临证用药从气化论治，采用调和肺气法，调理气机"升降"搭配，忌"过升过降"，保持肺脏气道通畅，以吐故纳新，排痰浊，消瘤疾，滋气血，灌肺脉。重视肺脾肾在肺系疾病中的地位，重视对脾胃的顾护。重视中西医结合，辨病辨证合参，药性药理相融，喜用经方，喜用麻黄、沉香、僵蚕、地龙，临床治病疗效较佳。

（二）调气、调津、调血以治肺癌

罗玲老师认为，欲治本脏病，当熟知本脏的生理功能及其本脏的生理功能的正常发挥与相关脏腑的协调关系。如欲治肺脏之病，当知肺的生理功能以及其他脏腑在肺的功能正常发挥中所起的协调作用。治病欲求其本，本者，乃其脏腑的正常生理功能也，治病求本即为治病当恢复脏腑的正常生理功能。肺系所病，治病求本，辨证治疗肺癌当以恢复肺在"气、津、血"的生成和运行方面的生理功能为第一要务，罗玲老师将之概括为肺系疾病的辨证施治离不开"调气、调津、调血"，并将三者融会贯通，视之为辨治肺系疾病的核心要点。气能生津、气能行津、气能摄津、津能载气、气能生血、血能载气；故"调气、调津、调血"三者之中，以"调气"为主，"调气"方能"调血"，"调气"方能"调津"；"调血"有利于"调气"，"调津"有利于"调气"；津血同源，"调津"有利于"调血"，"调血"有利于"调津"。

气为肺所主，气的生成和运行当以肺为中心；津为肺所布，津液的生成和运行有赖肺发挥重要的辅佐作用；血为肺所助，血的生成和运行有赖肺助心生血、行血功能。总之，肺的生理功能的发挥，集中体现在气、津、血三方面，其中尤以气为主，肺癌调气、调津、调血，实质当是以恢复肺的生理功能为目标，祛瘤仅仅是治疗的一方面，大多治疗带瘤生存为要。

（三）治肺癌重在调气化

罗玲老师作为呼吸内科专家，她认为肺系疾病的发生与六气气化异常有关。气体交换通过呼吸运动实现，而呼吸运动则是通过呼吸系统实现的，呼吸系统与外界直接相通，因此易受外邪的侵袭。外邪主要是外感六淫。而六淫由六气气化异常，太过或不及转化而来。六淫侵袭，可导致肺系疾病的发生，如风寒束肺、风热犯肺，这是由于风气太过、寒气太过及热气太过，两两相合，从而引致咳喘的发生。疾病发生时常导致食欲不振，而食欲与脾的运化有关。

治疗肺癌应通过调节气的运动，即气的升降入手，实现气血津液的正常代谢，实现脏腑的气化功能。治疗肺癌时主要在于调节肺气的升降。历代医家对肺气或宣发，或肃降，或宣中带肃，或肃中带宣。如风寒咳嗽，常用止嗽散或麻黄汤疏散宣肺止咳；对于风热咳嗽，则给予疏风清宣，常用桑菊饮加减；对于风燥咳嗽，则常润燥宣肺，常用桑杏汤加减。阴虚咳嗽，则宜采用养阴肃肺之法，方如沙参麦冬汤。对于咳喘，如无高血压，罗玲老师常用麻黄宣肺，对于肺癌肺、脾、肾虚型，除给予补肺、健脾、益肾外，常用苏子降气汤加沉香降逆平喘。事实上，不论是疏风，还是养阴，还是补益，均是调节气的运动，实现肺气正常的升降，实现脏腑正常的气化，从而实现正常的呼吸及其他生命活动。

治疗咳喘应从恢复气化着手，补肺气——调理脾胃，补益肾气；宣肺气——疏风，宣肺，平喘；降肺气——降逆，止咳，平喘；敛肺气——酸收敛肺，止咳平喘；理肺气——燥湿，化痰，平喘；调肺气——疏肝理气；通肺气——活血化瘀；清肺气——通腑泄热。

（四）以"阴虚血瘀"为纲辨治晚期肺癌

晚期恶性肿瘤恶病质属中医"虚劳"范畴，对其病因病机认识较丰富，一般以气、血、阴、阳虚损立论，气阴两虚多见，其次为气虚痰湿、阴虚内热、气滞血瘀，但对阴虚血瘀证的认识近年才逐渐被提及。恶性肿瘤晚期，临床表现复杂多样，病因病机复杂，虚实并见，治疗方法各异。罗玲老师认为恶性肿瘤晚期，正虚邪实并存，病机虚实夹杂，但强调虚以"阴虚"为主，实以"血瘀"为主。晚期恶性肿瘤，尤其是终末期恶病质患者，久病、失治、误治或放化疗、手术等打击性治疗，必然耗伤人体的正气，尤其是阴精的耗伤，从而出现阴精亏损，同时多因素易致血瘀，形成阴虚血瘀证。并且基于阴虚、血瘀互为因果，形成恶性循环，相互影响，相互促进，使病情反复，逐渐加重。下面对恶性肿瘤恶病质形成阴虚血瘀的病因病机做简要分析。

患者手术中或手术后失血消耗，手术后禁食禁饮或食欲不振，摄入不足，气血津液亏虚；津血同源，患者阴血不足，阴津亏虚，气阴耗伤，常出现乏力、消瘦、口干、咽燥、心烦、手心发热等阴虚表现。津失则为不足，不足则虚，津不足则阴虚，此为津失不足则阴虚；放化疗中或放疗后，火热毒邪，灼伤津液，耗气伤津，如放化疗后患者常有口干、鼻干、咽干舌燥、干咳、肌肤灼热、皮肤干燥、纤维化等津耗阴伤、机体失濡润的表现，热毒耗伤阴津则阴虚，此为津耗不足则阴虚；放化疗后，患者脾胃受损，津液化生乏源，或腹泻便溏，津液摄入不足或丢失过多，津伤机体失润，出现低热、口渴欲饮、烦躁不安、失眠等阴虚内热、阴虚失润表现，此为津液失润则阴虚；恶性肿瘤生长过程中离不开"阴成形"的作用，阴成形的过程中，需要不停地耗伤阴液，恶性肿瘤每长一分，就需要消耗一分物质成分，晚期肿瘤更是如此，阴成形作用越强，阴液耗伤就越重，阴虚也就越明显，故常见极度消瘦、乏力、低热、烦躁、失眠等阴精（津）亏虚证。

恶性肿瘤患者得知身患重疾，常焦虑、恐惧、情志不舒，肝气郁结，气机不畅，气不行血，气滞则血瘀，常见疼痛，肿胀，络脉迂曲，舌质紫暗，脉涩、迟等气滞血瘀见症；恶性肿瘤手术、放化疗等抗癌治疗耗气伤阴，气血亏虚，气虚，无力行血，气虚则血瘀，常见气短、乏力、身软，疼痛、绵绵作痛或刺痛，舌淡紫，脉细涩等气虚血瘀见症。《素问·宣明五气》曰："久视伤血，久卧伤气，久坐伤肉，久立伤骨，久行伤筋，是谓五劳所伤。"同时可见气虚气滞兼血瘀。《景岳全书》所说："凡人之气血犹如源泉也，盛则流畅，少则壅滞，故气血不虚不滞，虚则无有不滞者。"《玉机微义》所说："血注之于脉，充则实，少则涩。"晚期恶性肿瘤患者长期卧床不起，全身衰竭或骨折、疼痛等原因，活动明显减少或受限，常为阴阳两虚，间夹血瘀；恶性肿瘤抗病力弱，常并发各种感染发热，或自身癌毒郁而化热，热毒迫血溢于脉外，溢于脉外之血，留而不去，则为瘀血，如王清任在《医林改错》中说"血受烧炼，其血必凝""血受热则煎熬成块"，此为热灼血瘀。

阴虚生内热，燥热煎灼营血，邪热炼血易成块、成瘀，血液黏稠，瘀阻络脉，血行不畅，则血行瘀滞，阴津亏虚导致燥热内生，热炼血直接致瘀。如周学海在《读医随笔》中所言"津液为火灼竭，则血行愈滞"，此则为阴虚内热致血瘀。津血共同充斥脉道，阴津亏虚，津不濡润脉道，脉道不充或脉道不利，易出现血行瘀滞，犹如河道中河水干枯易致垃圾物停留，或如河水越少，水流越慢，津血越亏少，血流越缓慢一样，此为阴虚脉道不利致血瘀。瘀血日久不去，阻碍气机，气不行津，津液敷布失常，或见阴虚或见津停之证；如《血证论》所说"凡有所瘀，莫不壅塞气道""有瘀血，则气为血阻"，气阻必见津液停聚或津液失润，津不润泽周身则见阴虚诸症，此为血瘀致阴虚。

瘀血耗伤气津，津液暗耗，津伤则津不润泽周身，津不润泽于上，则见口干、咽干、鼻干等，在下则见骨蒸潮热、盗汗等阴虚证。在瘀血的形成和加重过程中，必将伴随阴液的亏损，导致阴津亏虚，故为瘀血暗耗阴液致阴虚。瘀血不去，新血不生，渐致阴血亏虚，日久则现阴伤之证，故为瘀血致阴虚。如《血证论》所言："凡系离经之血，与荣养周身之血，已睽绝而不合。""此血在身，不能加于好血，而反阻新血之化机。"

总之，罗玲老师强调在晚期恶性肿瘤恶病质状态下，诸多因素可导致阴虚证，也常导致血瘀证，而且阴虚与血瘀互相促进，互为因果，形成恶性循环，随着病情进展，阴虚血瘀证越明显；阴虚血瘀证越明显，恶性肿瘤恶病质则进一步加重，最终形成阴虚血瘀证并见。

三、临床特色

（一）治肺癌重视后天之本

中医治疗肺癌，罗玲老师常常告诫我们要顾护脾胃中州，除肺癌以外，其他恶性肿瘤如口腔鳞癌、食管癌、腹膜后神经系统母细胞瘤、子宫内膜癌、白血病、骨髓增生异常综合征等，亦是如此。

肺癌发生的病因病机与脾胃有关。肺癌属中医学"肺积""息贲"等范畴。《素问·刺法论》曰："正气存内，邪不可干。"《素问·评热病论》载："邪之所凑，其气必虚。"《素问·上古天真论》云："真气从之，病安从来。"《活法机要》言："壮人盛无积，虚人则有之。"李东垣认为"百病皆由脾胃生"，他说："元气之充足，皆由脾胃之气无所伤……若胃气之本弱，饮食自倍，则脾胃之气既伤，而元气亦不能充，而诸病之所由生也。"《王旭高医案》说："胃气一虚，则百病丛生。"明代张景岳认为"凡脾肾不足及虚弱失调之人，多有积聚之病""凡脾胃虚弱，或饮食过常，或生冷过度，不能克化，致成积成块"，脾虚不能运化水谷及水湿，湿聚生痰，痰阻气滞瘀血，痰瘀互结，凝聚成块，从而发生肿瘤。历代医家论述均说明肿瘤的发生与正气亏虚，脾胃虚弱，邪气侵袭有关，是正气与邪气在体内斗争的过程，且肺癌患者在病情加重的过程中亦逐渐出现脾胃的损伤，常表现为食欲减退，可进食则呕，乏力，气短。

肺癌的西医治疗过程中常损伤脾胃。目前西医治疗肿瘤的主要方式是手术、放疗、化疗及靶向、免疫治疗。绝大多数人认为西医治疗更直接、更迅捷，因此绝大多数肺癌患者，在就诊中医之前，常已进行手术，或放疗、化疗，手术、放化疗均易伤人正气，伤及脾胃，患者多有恶心呕吐、食欲减退、疲乏无力等症状，肺癌患者经放化疗后更易出现恶心呕吐、腹泻、食欲减退及气短乏力，甚至抵抗力低下，出现怕风多汗、咳嗽等，表现为肺脾肾虚的征象，而以脾胃受伤更常见。

历代医家从脾胃论治肿瘤的治疗观。张景岳在《景岳全书》中指出："凡欲察病者，必须先察胃气，凡欲治病者，必须常顾胃气，胃气无损，诸可无虑。"李东垣也说："人以胃气为本，胃气一败，百药难施。"《素问·平人气象论》云："人以水谷为本，故人绝水谷则死，脉无胃气亦死。"因此顾护脾胃是治疗肿瘤之需。《医林绳墨》谓"人以脾胃为主，而治病以健脾为先"，《慎斋遗书》所说"诸病不愈，必寻到脾胃之中，方无一失"，均体现了从脾胃论治疾病的治疗观。

罗玲老师治疗肺癌常顾护脾胃。罗玲老师熟读医书，秉承历代医家的学术思想，并根据患者临床表现，对恶性肿瘤治疗常以顾护脾胃贯穿治疗的始终。对于小儿，因常表现为肺脾两虚，表现为怕风、汗出、咳嗽、食欲减退、挑食、乏力，常从肺脾而治，常于玉屏风散（黄芪、白术、防风）基础上加用鸡内金、麦芽、山楂以健脾消食，土旺以生金。而于成人，则从脾胃而治，在清热解毒、化痰散结、活血化瘀基础上加用健脾药。常于方末加用党参、怀山药等。党参性平，味甘、微酸，归脾、肺经，可补中益气，健脾益肺。怀山药味甘性平，入脾、肺、肾经，健脾益气养胃，近代医家张锡纯认为怀山药脾肾双补，在上能清，在下能固，和小便而能止大便。西医学认为党参能增强机体抵抗力，怀山药能增强人体的免疫力。

（二）从"痰"论治

怪病多责之于痰，痰有有形之痰和无形之痰，而肺癌的发生和形成过程中必有痰饮作祟。痰饮具有湿浊黏滞特性，既可阻滞气机，影响经脉气血运行，又可表现为病证缠绵难愈，肺主治节，若肺失宣发肃降，津液不化，又可凝聚成痰。痰浊潴留，致肺气长期壅滞，肺叶恒久膨胀，不能敛降，而胀廓充胸，病情缠绵，复感外邪诱使病情发作或加剧。肺癌常反复发作，切了还复发，迁延难愈，流离四散，广泛转移，肺、脾、肾三脏虚损，从而导致以肺管不利，气道不畅，肺气壅滞，胸膺胀满为病理改变，以喘息气促，咳嗽咳痰，胸部膨满，胸闷如塞，或唇甲发绀，心悸浮肿，甚至出现昏迷、喘脱为临床特征的病证。

肺主宣发肃降，通调水道，《素问·经脉别论》云："饮入于胃，游溢精气，上输于脾。脾气散精，上归于肺，通调水道，下输膀胱。水精四布，五经并行，合于四时五脏阴阳，揆度以为常也。"标在肺，制在脾，本在肾，若肺、脾、肾三脏以及其他相关脏腑的功能失调，或者脏腑间的协调关系被破坏，都会影响到津液的生成、输布和排泄，破坏津液代谢的协调平衡，导致津液的生成不足，或耗损过多，出现津液亏损、不足的病变；或津液输布与排泄障碍，水湿内停，而出现痰湿、水饮、水肿、尿潴留等病理变化。

罗玲老师在治疗痰饮病时，常宗仲景之法"病痰饮者，以温药和之"。温药的治疗意义有三：一是温胃阳。选用甘温药物，能补、能和、能缓。针对本虚阳不化气，可达到温阳化饮之目的，常用干姜、生姜、半夏、陈皮、乌药、丁香等。二是燥脾土。选用苦温药物，能燥湿，能助阳化湿，如茯苓、苍术、白术等，针对脾湿饮盛，使之"得温则行"。三是发越阳气，开腠理，通水道。选用辛温药物，能行、能散，如桂枝、细辛、羌活、杏仁等。其中以茯苓、桂枝、干姜、半夏、五味子、细辛、白术使用率最高，故为其基本药物。

津液运行输布于全身，被人体充分利用后，其剩余的水分部分同代谢废物，主要由肺、肾、大肠和膀胱等诸脏腑功能协同作用排出体外。水湿津液代谢后的去路有三：尿液、汗液、便液。故治水湿津液之法尚有利、汗、泻三法。故治疗水肿，非独逐水利尿一法，宣肺利水、健运脾湿、疏肝利气、调畅气机、温阳化气行水亦为治水之法；肺主呼吸，在呼气时也会从呼吸道以水汽形式也会带走一些水液，肺在液为汗，汗液的排泄和呼吸道水气也是津液排泄的重要途径，故宣发肺气、开泄腠理也为调津治水湿痰饮之法；此外，大肠排出粪便时，随着糟粕会带走一些残余的水分，也是津液排泄的一条途径，故"燥湿利水"也为治痰饮之法。故麻黄、桂枝、羌活、防风等发汗利水以除湿；苍术、白术、茯苓皮、冬瓜皮、猪苓、泽泻、淡竹叶等燥湿利水、淡渗利水以除湿；葶苈子、商陆、大戟、芫花逐饮利水以除湿。治肺之痰为治标之法，健脾化痰、运脾除湿、温肾利水化饮为治痰之本也。

（三）从"瘀"论治

罗玲老师在治疗肺癌从久病入络病多瘀滞入手，高度重视化瘀通络之法，在辨证的基础上采用化瘀通络法，或辛温通络，或辛润通络，或补气通络。通络化瘀主要是涤除阻滞于络中的瘀血。但由于"久病入络"之证病程较长，邪结较深，其用药与一般的血瘀证有所不同。由于久病入络，邪结幽深，病气缠绵，故多选用化瘀之效较强力者，逐瘀之药更常用，如化瘀药常用丹参、川芎、赤芍、桃仁、红花、三棱、莪术等，尤其是虫类药破血逐瘀搜剔络中之邪，因其"灵动迅速，追拔沉混气血之邪"，疗效更佳，如鳖甲、龟板、地龙、全蝎、穿山甲、蜂房、蜈蚣、白花蛇等药物。

活血化瘀法是总的治则，活血化瘀法是使用具有消散作用的，或能攻逐体内瘀血的药物治疗瘀血病证的方法。"气为血之帅""血为气之母"，前者是指气对血的作用，包括气能生血，即营气化血、脏腑精气化血；气能行血，即气的推动作用是血行的动力；气能摄血，即气的固摄作用使血行脉管之中而不溢出脉外。后者是指血对气的作用，包括血能生气，即血不断地为气的生成和作用的发挥提供营养物质；血能载气，即气存在于血中，依附血的运载而达全身。根据血与气的关系，活血常配行气之品。形成瘀血的原因众多，常见气虚、气郁、血寒、血热、痰饮等，气虚者佐以补气，气郁者佐以理气，血寒者佐以温散，血热者佐以凉血，痰饮者佐以化痰，随证加减。肺癌疾病常为久病、慢病，迁延难愈，而"久病多瘀"，且瘀常兼痰、湿、虚而并存，故肺癌疾病常见瘀血之证。活血消癥、破血散结为常法。

（四）从"毒"论治

从肺癌发生、发展和临床表现及治疗经验中我们发现，痰瘀互结是肺癌发生、发展的主要病机，痰瘀证候是肺癌的主要临床表现，祛瘀化痰法是治疗肺癌的常用治法。痰瘀互结是肺癌发生的重要病机。"肺主气，司呼吸，主宣发肃降，通调水道。"在生理状态下，肺对人体的水津、气血运行起着重要调节作用，通过肺气的宣发，可将津液和水谷精微敷布周身以充养四肢百骸，司腠理之开合以御外邪之侵犯及调节汗液的排泄，通过肺之肃降使体内水湿下输膀胱。在病理状态下，肺的宣发功能失司则水湿停聚成痰，或外邪侵袭，肺气受阻，气郁化热，热灼津液成痰。肺癌的形成主要是由于正气内虚，外感六淫如烟草毒，或脏腑功能失调，阴阳失衡，邪毒内生侵肺，导致肺气郁闭，宣降失司，集聚成痰成毒，痰凝气滞，郁阻络脉，痰气瘀毒交结，日久形成积块。中医认为"肺为娇脏，喜润恶燥"，肺癌病位在肺，六气太过五志过极，皆可化火灼阴，化热积毒，化痰成块。故临床中较多痰瘀夹热毒，也见痰瘀夹寒毒，构成痰瘀毒结较为常见。故清热解毒、化痰散毒、破瘀解毒，从毒治，均为肺癌常用治法。清热解毒药常用半枝莲、半边莲、蛇舌草、重楼、蜂房、猕猴梨、白英、龙葵、喜树果、夏枯草、白屈菜、蒲公英等，温解寒毒常用附片、干姜、桂枝、细辛等。

（五）从"郁"论治

罗玲老师认为"肺郁致病"是肺胀的关键病机之一。本病主病之脏在肺，可累及脾、肾，久病及心。针对不同病因治疗，祛除病因才有利于气机的恢复。如六气致郁，在调气的同时要兼用疏风、散寒、解暑、祛湿、润燥、泻火之药。饮食致郁要先调理脾胃，祛除食积。情志致郁则要精神治疗与药物治疗相结合。《类证治裁》中言："凡怀抱不舒，遭遇不遂，以及怨旷积想在心，莫能排解，种种郁悒，各推其原以治之。然以情病者，当以理遣以命安。若不能怡情放怀，至积郁成劳，草木不能挽以。"《证治汇补》中亦云："郁病虽多，皆因气不周流。法当顺气为先，升提为次。至于降火化痰消积，犹当分多少治之。"郁证病机特点为气机不畅，故治疗当以调理气机为先。《临证指南医案》指出："郁证全在病者能移情易性。"对于情志之郁，尤其需要疏导启发患者正确认识各种精神刺激、不良情绪对健康的影响，向患者解释脏腑功能状态对情志的影响，以及通过药物调整脏腑功能状态从而调节情志的可能性，指导患者掌握消除各种致病因素、减轻痛苦的方法，让患者既重视自己的疾病又不致悲观失望，从而树立信心，积极配合治疗。解郁宣肺，必先疏肝，气机郁滞，肺失宣降。病机虽为肺失宣降，但与肝、胆、三焦密切有关，肺主宣降，三焦司气机水火升降，肝主疏泄，而肺之宣降需靠肝之疏泄和三焦之升降调节；肝与胆互为表里，三焦与胆均属少阳，而司相火，其气机郁滞，相火不得泄越，上逆犯肺，则咳喘频作，故而需疏肝利胆，通泄三焦，以助宣肺之功。从脏腑分而治之，肺之郁即金郁，肺郁多起于肝胆，肺郁日久，累及脾土，脾之郁即土郁，肺病日深，必累及肾与膀胱之运，肾郁即水郁，肺病日久，必累及心。

罗玲老师认为，肺癌从"郁"论治，多责之于气、湿、痰、热、血。气郁者，胸胁痛。肝舍于两胁，故胁痛多属于肝。"左右者，阴阳之道路也。"故肝主阴血而属于左胁，脾主阳气而隶于右胁。左胁多由怒伤或瘀血而作痛，右胁多由痰积或气郁作痛。尽管如此，痰气也有流于左胁者，但多与血郁相兼而痛。血积也有伤于右胁者，但多由脾气衰所致。湿郁者，周身走痛或关节痛，遇阴寒则发。郁滞不通故痛，湿为阴邪，故得温则痛减，得寒则加剧。痰郁者，动则喘。肺气不清，痰郁结成黏块，凝滞喉间，咯咳难出，多因火邪炎上，熏于上焦，肺气被郁，故其津液随气而升，被火邪熏蒸，日久则成郁结，非中焦脾胃虚弱所致之湿痰可比，治须开其郁，降其火，清润肺金而散凝结之痰，取效缓慢，且非半夏、茯苓等药所能治。热郁者，瞀闷，小便赤。热郁之病，其脏应心，心火移热于小肠故小便赤；热炎上焦则瞀闷。热在五行属火，火性炎上，怫逆不遂则郁。故凡瞀闷目赤，少气疮疡，口渴溲黄，猝暴僵仆，呕哕吐酸，瘛疭狂乱，都是热郁证或热极化火的表现。血郁者，四肢无力，能食便红。血郁则气道涩滞，四肢得不到气血的充分濡养，故常自觉疲乏无力。饮食尚可，郁血随便而出故便红。对于气郁者多以麻黄、杏仁、葶苈子、大黄、五味子、诃子之类宣、降、敛以恢复肺的宣发肃降功能，血郁者多配桃仁活血化瘀，热郁配黄芩、大黄清宣肺热，湿郁、痰郁配半夏燥湿化痰。

（六）从"虚"论治

肺为娇脏，主气，司呼吸，主宣发与肃降，肺气通畅，才能使呼吸平和。肺癌患者病程迁延日久，肺脏亏虚，致肺气不宣，清肃之令失常，气道不利，肺气上逆，发为咳喘。《症因脉治》云："肺胀之因：内有郁结，先伤肺气，外复感邪，肺气不得发泄，则肺胀作矣。"肺脏亏虚日久，致易感外邪，甚至传变他脏。又因肺为气之主，肾为气之根，肺肾金水相生，长期反复咳喘，累及于肾，气不化水，上凌心肺，气不生水，肾阳衰微。而肺属金，脾属土，脾肺培土生金，若子盗母气，肺病及脾，脾失健运，水湿停聚为痰饮。肺癌患者病程日久，致肺脏亏虚。

肺、心、脾、肾脏气虚损是肺癌的主要内因。肺胀的发生多因先天禀赋不足或喘息、久咳、慢性肺系疾病所引起。肺主气，司呼吸，开窍于鼻，外合皮毛，其气贯百脉而通他脏。肺胀患者，常反复发作，迁延日久，则肺气多虚。《素问·评热病论》曰："邪之所凑，其气必虚。"肺气虚损，卫外不固，外邪从口鼻、皮毛而入，首先犯肺，从而导致宣肃失司，肺气上逆，则见咳嗽、喘促等；肺主通调水道，肺失宣肃，体内水液的输布、运行和排泄失常，水湿内停，积液成痰。隋·巢元方《诸病源候论·咳逆短气候》认为"肺虚为微寒所伤，则咳嗽。嗽则气还于肺间，则肺胀；肺胀则气逆。而肺本虚，气为不足，复为邪所乘，壅痞不能宣畅，故咳逆短气也。"肺的卫外功能，与西医学的免疫功能有关。现代有研究发现，肺癌患者普遍存在免疫功能低下，表现为 $CD4^+/CD8^+$、NK 细胞水平的降低，在人体主要表现为肺气虚损。肺病及脾，子盗母气，脾失健运，则可导致肺脾两虚。脾失健运，津液代谢障碍，水液停聚而生痰成饮。肾为先天之本，肺虚及肾，金不生水，致肾气衰惫。肺为气之主，肾为气之根。肺不主气，肾不纳气，则气喘日渐加重，呼吸短促难续，吸气尤为困难，动则尤甚。脾为后天之本，脾之化生精微，须借助于肾阳的温煦；而肾中精气亦有赖于水谷精微的培育和充养，才能不断地充盈。故脾气久虚，也可损及肾气。肺朝百脉，心脉亦上通于肺，肺气辅佐心脏治理、调节心血的运行，心阳根于命门真火，故肺虚治节失职，或肾虚命门火衰，均可病及于心，使心气、心阳衰竭。正气虚于内，而后邪气居之，故积之所成。

四、验案精选

（一）肺癌痰热瘀毒案

况某，男，65岁。2014年4月21日，初诊。就诊节气：谷雨后。

主诉：发现肺癌6个月，末次化疗后3个月。现病史：患者6个月前因咳嗽发现右肺占位，伴双肺多发转移，穿刺活检提示肺鳞癌，给以GPF方案化疗2周期，末次化疗后3个月，因为化疗的副作用大，拒绝再行化疗以及放疗。既往吸烟20支/日，40年，饮酒100g/d，20年，慢性阻塞性肺气肿5年，拟行中医治疗而就诊。刻诊见：咳嗽、咳黄绿色痰，偶有痰中带血，夜间咳嗽较白天重，咽喉痒，颈项强满不舒，有膝关节屈伸疼痛，双下肢微肿，舌淡红苔黄腻，脉弦细。

西医诊断：肺鳞癌。

中医辨证：肺积（肺脾两虚，痰热阻肺，瘀毒内结）。

治法：补肺健脾，宣肺化痰，破瘀散结，攻补兼施。

处方：葶苈大枣泻肺汤合苏子降气汤加减。具体用药如下：芦根30g，杏仁15g，射干15g，薏苡仁30g，葶苈子15g，大枣15g，沉香6g，五味子15g，苏子15g，莱菔子15g，白芥子10g，竹茹15g，鱼腥草30g，黄芩30g，细辛3g，地龙10g，皂角刺10g，浙贝母15g，海蛤粉15g，桑白皮15g，百合15g，白及15g，紫菀15g，款冬花15g，桃仁10g，桔梗15g。加水2000mL，煎取900mL，分6次服，2日1剂，共4剂。

二诊（2014年4月29日）：上述诸症减轻，咳嗽、咳痰减少，咳黄白色痰，痰中带血丝，右下肢仍疼痛，双下肢不肿，口干，大便干燥，舌淡红苔少，脉弦细。

处方：葶苈子15g，大枣10g，沉香6g，五味子15g，苏子15g，鱼腥草 30g，地龙 10g，海蛤粉 15g，皂角刺 15g，穿山甲 10g，山慈菇 15g，蜂房 10g，细辛 3g，竹茹 15g，半枝莲 30g，蛇舌草 30g，桑白皮 15g，地骨皮 15g，紫菀 15g，浙贝母 15g，三七粉 10g，山药 30g，侧柏叶 15g，白及 15g，当归 10g。加水 1500mL，煎取 450mL，分 3 次服，2 日 1 剂，共 4 剂。

三诊（2014 年 5 月 5 日）：咳嗽、咳痰减少，咳黄白色相间痰，偶有痰中带血丝，右下肢疼痛减轻，双下肢不肿，口干，大便干燥。舌淡红苔少，脉弦细。

处方：葶苈子 15g，大枣 10g，沉香 6g，五味子 15g，苏子 15g，肉桂 10g，地龙 10g，海蛤粉 15g，皂角刺 15g，穿山甲 10g，山慈菇 15g，蜂房 10g，细辛 3g，竹茹 15g，半枝莲 30g，蛇舌草 30g，桑白皮 15g，地骨皮 15g，紫菀 15g，浙贝母 15g，三七粉 10g，山药 30g，泽兰 10g，白及 15g。加水 1000mL，煎取 450mL，分 3 次服，2 日 1 剂，共 6 剂。后随访患者痰血消失，仍咳少量白色泡沫痰，余症好转。

按： 本例患者辨证属肺脾两虚，痰热阻肺，瘀毒内结，故总的治则为补肺健脾，宣肺化痰，破瘀散结。本例患者痰热之形成，在于肺气不利，脾失健运，则津液郁而成痰，痰气交阻，郁久化热，与瘀毒相合，故宣肺化痰，解毒散结为主，佐以健脾、化瘀。患者症见咳嗽、咳黄绿痰、苔黄腻，方以葶苈大枣泻肺汤合苏子降气汤加减。肺气郁阻化热，不令下降作咳，故以禀金火之气，破癥瘕积聚，通利水道，性急之葶苈子泻肺中之壅塞，合芦根、鱼腥草、桑白皮清肺化痰热，以桔梗、杏仁一宣一降，使祛痰止咳之功甚佳，辅助以皂角刺、浙贝母等解毒散结，桃仁活血化瘀；葶苈子其性剽悍，药必入脾胃，恐使肺脾之气越虚，故以大枣甘温缓之；患者夜间咳甚，恐肺阴亦不足，故以百合稍养肺阴。气即水也，水凝则为痰，水泛则为饮，痰饮留滞，症见咳嗽咳痰，合苏子降气汤降气祛痰，苏子一味，气行则水行，取其义也，合沉香纳气入肾，治上盛下虚。二诊咳嗽、咳痰较前缓解，但新见口干、便秘，在于肺与大肠相表里，肺津虚则大肠不润，故仍以苏子为主，得当归，既可止咳和血，又可润肠通便，辅助以半枝莲、蛇舌草等加强清热解毒散结之功，山药顾护脾胃。三诊在前基础上加用肉桂，意在出气者肺也，纳气者肾也，故沉香纳气入肾，肉桂引火归原为之引导。

肺癌的总的治疗法则是扶正祛邪，即扶正气补虚，祛痰、化瘀、解毒、行滞以祛其邪。扶正常用方剂有四君子汤、生脉散、参苓白术散、六味地黄丸、百合固金汤等；祛邪常用二陈汤、血府逐瘀汤、小陷胸汤、千金苇茎汤等。此外，方中尚需在辨证的基础加用一些具有抗癌抑瘤作用的中草药，如半枝莲、半边莲、蛇舌草、白英、龙葵、石见穿、蜂房、百合、天花粉、山慈菇、紫杉、半夏、桂枝、高良姜、莪术、薏苡仁、金荞麦、鳖甲、炮山甲、灵芝、黄芪等。另外，分期分阶段辨证治疗，以针对肺癌不同时期、不同治疗阶段各自不同的特点进行辨证治疗，如术后以虚为主，放疗以热毒伤肺为主，化疗后以肺脾两虚、胃失和降为主要特点，晚期肺癌并发症多，病情更为复杂，只有分清主次，抓住要领，才能有的放矢。

（刘勇　王嘉玲　整理）

（二）肺癌痰湿瘀阻案

胡某，男，62岁。2014年8月5日，初诊。发病节气：立秋。

主诉：肺恶性肿瘤术后2年，复发半年，声音嘶哑、气紧伴无法进食1周。现病史：患者2年前因咳嗽、痰血伴胸痛在某教学医院就诊，CT发现左下肺占位，活检提示肺鳞癌，2012年7月予全麻下左肺癌根治术，术后病理示高分化鳞癌，术后分期ⅢB期，术后TP方案化疗4个周期，副作用大，未再继续化疗，间断中医药治疗。半年前复查发现左肺癌复发伴双肺多发转移，纵隔转移，食管受累，1周前出现声音嘶哑、气紧伴无法进食而就诊。入院后胸部CT提示左肺癌伴双肺多发转移，纵隔淋巴结转移，颈部淋巴结转移，食管、气管受压，给予气管切开，留置胃管，同时给予艾迪或复方苦参素抗肿瘤，氨基酸、能量合剂等营养支持治疗。刻诊见：消瘦，身疲，乏力，咳嗽，咳白痰，痰多；管喂流质饮食；大便结燥，小便尚可，张口困难；舌红无苔，脉细弦。

西医诊断：肺恶性肿瘤晚期。

中医辨证：肺积（阴阳两虚，痰湿瘀阻）。

治法：调补阴阳，化痰散瘀。

处方：增液汤合桂枝汤、二陈汤加减。具体用药：桂枝 15g，白芍 15g，北沙参 30g，大枣 12g，生地 50g，麦冬 15g，玄参 15g，金荞麦 30g，薏苡仁 30g，橘红 10g，姜半夏 12g，莱菔子 10g，白术 15g，肉苁蓉 15g，莪术 12g，重楼 9g。加水 1200mL，煎取 450mL，分 3 次管喂，每次 150mL，7 剂。

二诊（2014 年 8 月 12 日）：患者消瘦，仍身疲、乏力，咳嗽、咳痰，痰多较前稍减少，管喂流质饮食，大便结燥，小便可，张口困难，舌红无苔，脉细弦。

处方：继予增液汤合桂枝汤、二陈汤加减治疗。增大桂枝、莪术剂量，去重楼，加黄精、红曲。具体用药如下：桂枝 30g，白芍 15g，北沙参 30g，大枣 12g，生地 50g，麦冬 15g，玄参 15g，金荞麦 30g，薏苡仁 30g，橘红 10g，姜半夏 12g，莱菔子 10g，白术 15g，肉苁蓉 15g，莪术 15g，黄精 30g，红曲 12g。加水 1200mL，煎取 450mL，分 3 次管喂，每次 150mL，7 剂。

三诊（2014 年 8 月 19 日）：患者消瘦、身疲、乏力减轻，咳嗽、咳白痰，痰多减少，干咳为主，管喂流质饮食，大便正常，小便可，张口困难，舌红无苔，脉细弦。

处方：继予增液汤合桂枝汤、二陈汤加减治疗。具体用药如下：桂枝 30g，白芍 15g，北沙参 30g，大枣 12g，生地 50g，麦冬 15g，玄参 15g，金荞麦 30g，薏苡仁 30g，陈皮 12g，姜半夏 12g，砂仁 6g，通草 10g，莱菔子 15g，白术 15g，阿胶 9g，莪术 15g，黄精 30g，红曲 12g，百合 15g。加水 1200mL，煎取 450mL，分 3 次管喂，每次 150mL，7 剂。本例患者主要是增液汤合桂枝汤为基础方加减治疗 13 个月，中间未间断，配合营养支持，总生存期 13 个月。

按：《素问·阴阳应象大论》云"阳化气，阴成形"，恶性肿瘤晚期，常见阴阳失调；恶性肿瘤自身的不停生长，是一个不断阴成形的过程，阴成形的过程中，不停地消耗阴液甚至阴精，导致阴亏液耗；阴寒之形，受阳则气化而散，人体自身的阳气或者温阳化气的治疗，温燥过则伤阴；最终形成阴虚为主的阴阳失调证。对于晚期恶性肿瘤恶病质患者来说，治疗主要目的是延长生存时间和改善患者的生活质量。该患者经过积极的治疗达到了上述目的。增液汤以养阴液为主，桂枝汤是调阴阳之剂，甘温、酸甘并用之剂，合用主要适用于阴虚为主的阴阳失调。桂枝，辛温通阳，逐阴寒之邪，化气为通，对于阴寒之恶性肿瘤"化气"而散，甚为适合；而现代研究认为桂皮醛有抑制癌细胞的作用，故对恶性肿瘤用桂枝非常适合。且方中选桂枝于地黄中，以阳中求阴。全方合用，重在养阴，而以脾阴为主。合二陈汤益脾土以制痰湿，痰湿属阴，与阴成形相合，易变生癌病。患者二诊见咳嗽、咳痰较前减轻，仍觉身疲乏力，故在原方基础上加用黄精、红曲，黄精补中益气为主，且甘、平，归肺、脾、肾经，补益力量可；红曲健脾消食、活血化瘀，现代药理研究提示红曲具有增强免疫力、改善营养不良、缓解疲劳及精神不振等功效。三诊见身疲乏力较前改善，干咳，大便正常，在主方基础上加通草、砂仁、阿胶、百合，加强了前方养阴液的功效，砂仁醒脾开胃的同时，与通草运化水湿，与二陈汤一并散经隧之壅。增液汤、桂枝汤合二陈汤，随证加减，因病而施，则用之不穷矣。

肿瘤恶病质是指恶性肿瘤患者出现食欲不振、极度消瘦、全身代谢改变等表现的临床综合征，一般出现在癌症终末期。80%以上的晚期肿瘤患者中都存在恶病质，而以胰腺癌与胃癌的发生率最高。其主要临床表现有厌食、早饱、肌力软弱、消瘦等，体重下降是其最明显也是最重要的结果，往往这些患者并非死于肿瘤本身，而是死于严重的体重下降。恶病质以肌肉及脂肪组织的丢失为特点。肿瘤患者的体重降低不同于单纯性饥饿引起的体重降低，非肿瘤性厌食症患者的体重丢失主要是由于脂肪减少，而肿瘤恶病质患者的脂肪和肌肉组织的减少是相等的。肿瘤患者常有厌食症，而且体内结构的改变和单纯性饥饿并不相同，肌肉和脂肪的丢失在食物摄入量降低之前就发生了，与单纯性饥饿相比较，摄入过量的卡路里并不能恢复癌性恶病质体内结构。西医学对恶病质体重下降的治疗，主要是给予营养支持，以及使用孕激素和皮质醇激素促进食欲、抗分解代谢（抗细胞因子、TNF-α、IL-6）和同化激素类药物（睾酮等）为主，以改善患者生活质量和延长生存期。中医学认为恶病质属"虚劳"病范畴。虚劳多由积渐成，大抵病久体羸叫"虚"，久虚不复叫"损"，损极不复谓"劳"。张仲景在《金匮要略》中提出"虚劳"，认为其发病的病理机制是五脏阴阳气血虚损。恶病质是由于患者久病不愈，气血阴阳不足，脏腑功能衰竭，脾失运化，肌肤失于濡养所致。《素问·玉机真脏论》有"大骨枯槁，大肉陷下，胸中气满，喘息不便，其气动形，期六月死……"的记载，就与恶病质的症状极其相似。癌症一旦发展到恶病质，手术、放疗、化疗都难以施行，中医学认为邪毒鸱张，正气亏损，攻之不得，补之不受。清代唐容川在《中西医汇通医经精义》中云："肉是一身之阴质，脾是太阴，主化水谷，以生肌肉。肌是肥肉，肉是瘦肉，肥肉是气所生，瘦肉是血所生。脾生连网之上，脾气足则内生膏油，透出外则生肥肉；脾血足则又从连网中凝结而生瘦肉……脾阳虚则肉浮，脾阴虚则肉消。"故消瘦者，脾阴虚也。所以罗玲老师在治疗晚期肿瘤恶病质时常给予濡养脾阴之品，如太子参、麦冬、黄精、山药、桑椹子、百合、石斛、生地、天花粉、玄参等。脾主肌肉，脾胃为后天之本，脾阴虚，临床少有提及，常责之于胃阴虚，故养脾阴之品常属养胃阴之品。同理，用于减肥是当以温运脾阳为主。故恶病质的辨治中常秉承"脾阳虚则肉浮，脾阴虚则肉消"。

（刘勇 王嘉玲 整理）

（三）肺癌肺脾两虚案

周某，男，60岁，2021年9月2日初诊。就诊节气：白露前。

主诉：肺癌4个月，背痛、恶心1周。现病史：2021年5月因背痛到市肿瘤医院就诊，胸部CT发现右肺上叶占位，直径约4.5cm×5.5cm，右肺门及纵隔、隆突下淋巴结转移，左颈部淋巴结转移；颈部淋巴结活检提示中分化腺癌，PP方案（培美曲赛800mg d1，顺铂60mg d1～2），化疗2周期，2021年7月基因检测提示EGFR-L858R-21EOX突变，给予PP方案联合吉非替尼250mg口服，每日1次。2021年9月2日CT：右上肺肿块，双肺多发结节，右肺门及纵隔淋巴结增大，肝脏多发低密度结节，双肺慢性炎症，右中下肺局限性支扩。1周前胸背疼痛加重，治疗后恶心、呕吐。刻诊见：恶心、呕吐、食欲不振，打嗝、反酸，胃脘不适，背痛，乏力、疲倦，四肢无力，咳嗽、痰少，心烦嗜睡，大便干结，小便少，舌淡苔白微腻，脉细缓。

西医诊断：右肺腺癌，化疗、靶向治疗后。

中医辨证：肺积（肺脾两虚，胃失和降）。

治法：益气健脾，和胃降逆。

处方：四君子汤合平胃散加减。具体用药如下：晒参9g，白术15g，茯苓15g，炙甘草9g，陈皮10g，姜半夏10g，苍术12g，砂仁10g，红曲12g，荷叶15g，黄芪30g，知母10g，猪苓20g，黄精30g，淫羊藿30g，海螵蛸30g，仙鹤草30g。加水1200mL，煎取450mL，分3次服，5剂。

二诊（2021年9月7日）：患者恶心、呕吐缓解，食欲明显好转，打嗝、反酸消失，仍背痛、疲倦、气短、乏力，大便干、小便可，咳嗽、痰少，心烦、嗜睡，舌淡苔白微腻，脉细濡。

中医辨证：肺积（中气下陷，痰结气滞）。

治法：益气升阳，理气化痰。

处方：升陷汤合二陈汤加减。具体用药如下：黄芪45g，知母12g，升麻15g，柴胡12g，葛根20g，陈皮10g，法半夏10g，茯苓15g，浙贝母15g，瓜蒌皮15g，香附15g，乌药15g，延胡索15g，白芷30g，枇杷叶30g，玄参30g，红曲12g。加水1200mL，煎取450mL，分3次服，7剂。

三诊（2021年9月15日）：患者恶心、呕吐缓解，食欲明显好转，打嗝、反酸消失，背痛减轻，疲倦、气短、乏力好转，大便可、小便可，咳嗽、痰少，心烦好转，睡眠可，舌淡苔白微腻，脉细涩，因化疗副作用大，患者拒绝再次住院化疗。中医辨证：中气下陷，痰瘀气滞。治法：益气升阳，理气化痰，活血化瘀。处方：升陷汤合二陈汤合膈下逐瘀汤加减。具体用药如下：黄芪45g，知母12g，升麻15g，柴胡12g，葛根20g，陈皮10g，法半夏10g，浙贝母15g，瓜蒌皮15g，莪术30g，三棱15g，制鳖甲30g，制龟板30g，枇杷叶30g，桔梗12g，枳壳12g，红曲12g，半枝莲30g。加水 1200mL，煎取 450mL，分 3 次服，7 剂。

按：本例患者为老年男性，既往有吸烟史，肺癌晚期，初诊主要表现为化疗的毒副作用，尤其是胃肠道反应，同时伴全身疲倦、乏力以及肺癌本身的主要症状如咳嗽、背痛等临床表现，故治疗重点应健脾益气，和胃降逆，改善胃肠道症状，改善食欲为主，故选四君子汤合平胃散加减，气虚者，补之以甘，参、苓、术、草，甘温益胃，有健运之功、冲和之效，故为君子，盖人之一身，以胃气为本，胃气上则百病丛生，故健脾益气，合黄芪、黄精，亦是此义，加上淫羊藿，以补益肾阳，先后天兼顾，扶正为主。二诊时患者食欲改善，恶心、呕吐消失，治疗以补气升陷，改善疲倦、乏力为主，兼治疼痛，故加强黄芪的剂量，补中益气为主，柴胡为少阳之药，引领气机从左而上，升麻为阳明之药，引领气机从右而上，两者相佐升阳举陷，另辅助以延胡索、香附、乌药行气止痛，仍是扶正恢复机体正气为主。三诊仍以补气、行气为主，兼化痰散结，破血化瘀，以针对肺癌本病气虚痰瘀的病机，前方基础上加桔梗，意在桔梗载药上行，为药中之舟楫，到达病处，怪病多痰，久病多瘀，以莪术、三棱破血消癥，鳖甲、龟板软坚散结，在扶正的基础上，祛邪并重，攻补兼施，相互协调，以期效至。后随访知患者乏力疲倦消失，胃肠道反应好转，提示对于肺癌患者在辨证准确的基础上采用攻补兼施法，分清主次，药证相应，临床可获效。

　　肺癌属于中医学"肺积""息贲""咳嗽""咯血"等范畴。由于肺癌的病因病机复杂，目前尚无公认的辨证分型标准，尽管肺癌往往表现为局部病灶，尤其是早期肺癌。但肺癌不是局限于肺部的疾病，应当将肺癌看作全身性疾病的一个局部表现，而且肺癌在实质上就应当属于全身性疾病，治疗上强调全面调整人体功能，通过辨证以治癌。本病的病因病机主要是正气虚损，阴阳失调，脏腑功能出现障碍，使机体抵抗力降低，邪之所凑，其气必虚，邪气乘虚袭肺，积于胸中，宣降失司，脾失健运，肺气膹郁则气机不利，络脉受阻，血行凝滞，脾虚湿蕴则聚精为痰，气滞、血瘀、痰凝、热毒胶结于肺，日久形成积块而为肺部肿瘤，瘤毒内滞，又进一步耗气伤阴，阴阳失调，阴阳俱损，正气愈虚。可见肺癌是一个因虚而得病，因虚而致实，实又进一步致虚，全身属虚，局部属实的疾病，虚实互为因果。肺癌发生发展过程中的核心环节：（正气）虚、（血）瘀、痰（结）、（热）毒、（气）滞。肺癌辨证先抓主症，首先辨虚实性质，抓住患者诸多临床表现中的主要症状，来辨别正虚和邪实各自的性质。虚证：当辨明气血阴阳孰虚，气虚证主要表现为气短、乏力、精神萎靡，舌淡苔薄白，脉细。阴虚主要表现为低热口干，舌红或绛，苔少或光剥无苔；气阴两虚主要表现为乏力气短，口干痰少或痰中带血，舌淡苔薄，脉细；脾气虚主要表现为痰多纳少，腹胀便溏，舌淡胖或有齿印。阳虚证主要表现为腰膝酸软、怕冷、夜尿频多，舌淡脉沉细。若咳喘气促，动则尤甚，腰酸畏寒，夜尿增多，则常为阴虚及阳，阴阳两虚。实证：痰热壅肺证常有咳嗽、咳痰黄；痰湿阻肺证常有咳嗽、痰多、痰白清稀，舌淡苔厚腻，脉弦；痰毒凝聚证常有肺部肿块或伴瘰疬痰核；气滞证常有胸胁闷胀窜痛；血瘀证常有胸痛固定如针刺刀割，舌质紫暗，或络脉瘀曲，脉赤涩等。其次，辨证时当辨明虚实孰多孰少，如此分虚实，辨性质，在治疗上就能主次分明，有的放矢。血瘀证、痰证、气虚证、阴虚证是晚期肺癌的主要证候，虚、瘀、痰、毒、滞在肺癌的发生、发展过程中相互作用，随着病情的发展而加重，在晚期肺癌的病机演变中起了重要作用。

（周竞峥　刘勇　整理）

（四）肺癌阴虚血瘀案

王某，男，65岁，2014年9月4日初诊。就诊节气：白露前。

主诉：发现肺癌2年余。现病史：2011年5月13日患者无明显诱因出现咳嗽、咯痰伴痰中带血。行胸部CT：右肺上叶占位病变，直径约5cm×6cm，累及主动脉，双下肺散在小结节，经皮肺穿刺活检提示右上肺低分化鳞癌，TP方案化疗4次。2011年11月20日复查胸部CT提示右上肺病灶略缩小，双下肺结节病灶变化不明显，且因化疗副作用大，患者及家属拒绝继续化疗，长期门诊服中药治疗。2014年6月出现多发骨转移，全身疼痛，服用吗啡缓释片镇痛。2014年9月4日来就诊。刻诊见：干咳痰少，不易咳出，全身疼痛，失眠，神疲，乏力，口干，食欲不振，便秘，小便少；

查体：极度消瘦貌，痛苦表情，少气懒言，右肺呼吸音减低，双肺未闻及湿啰音，心率91次/分，舟状腹，肝脾未及，舌红少苔，舌下络脉迂曲，脉细涩。

西医诊断：肺癌晚期，恶病质。

中医辨证：肺癌（阴虚血瘀证）。

治法：养阴填精，活血化瘀。

处方：增液汤合血府逐瘀汤加味。具体用药如下：生地45g，玄参15g，北沙参30g，黄精30g，制鳖甲30g（先煎），莪术12g，桔梗15g，山茱萸15g，赤芍15g，桂枝12g，丹参30g，紫菀15g，浙贝母15g，百合15g，神曲12g，枳壳10g。水煎服，加水1200mL，煎取450mL，分3次服，每日1剂，10剂。

二诊（2014年9月15日）：干咳痰少，不易咳出，全身疼痛减轻，失眠、神疲、乏力、口干、食欲好转，大便可，小便增加，舌红少苔，舌下络脉迂曲，脉细涩。处方：生地40g，玄参15g，北沙参30g，黄精30g，制鳖甲30g（先煎），莪术12g，桔梗15g，山茱萸15g，赤芍15g，桂枝12g，丹参30g，紫菀15g，浙贝母15g，百合15g，神曲12g，枳壳10g。水煎服，加水1200mL，煎取450mL，分3次服，每日1剂，7剂。

三诊（2014年9月23日）：干咳，痰少，全身疼痛减轻，睡眠稍好转，仍神疲、乏力，口干减轻，食欲好转，大便可，小便增加，舌红苔薄白，舌下络脉迂曲，脉细缓。处方：生地40g，玄参15g，北沙参30g，黄精30g，制鳖甲30g（先煎），莪术12g，桔梗15g，山茱萸15g，赤芍15g，桂枝12g，丹参30g，紫菀15g，浙贝母15g，山药20g，牛蒡子15g，红曲12g，桔梗10g，枳壳10g。水煎服，加水1200mL，煎取450mL，分3次服，每日1剂，14剂。以上方加减治疗半年，患者病情稳定。

按：该例患者属阴虚血瘀证，初诊、二诊抓住主要病机，立养阴填津化瘀方，方中生地大补一身之元阴，填精补髓、养阴生津，为君药；黄精、山茱萸填精补髓，助生地填精养阴，共为臣药；赤芍、莪术、鳖甲、丹参活血化瘀共为臣药；北沙参、玄参益气以养阴，百合养阴润肺共为臣药；桔梗、枳壳行气导滞，载药上行，紫菀、贝母止咳化痰，共为佐使之药；桂枝，温阳化气，配伍生地、黄精、山茱萸等以达阳中求阴之目的，同时佐制生地等寒凉之性，为佐药。全方共奏养阴填精化瘀之功，切中病机，故能获良效。三诊见患者诸症较前缓解，故在前方基础上，注意顾护后天之脾胃，以山药、红曲入药，使祛邪不伤正。

在恶性肿瘤恶病质中血瘀证广泛存在。对晚期恶性肿瘤恶病质的辨证，多为气阴两虚证，其次为气虚痰湿、阴虚内热、气滞血瘀证，而鲜有报道从阴虚血瘀辨治恶性肿瘤恶病质。事实上，阴虚血瘀证广泛存在于中风、糖尿病、肾病等疾病中，也广泛存在于恶性肿瘤疾病中。罗玲老师常教导我们晚期危重患者常见阴虚夹血瘀证，治疗当破除阴虚与血瘀之间的恶性循环；针对晚期恶性肿瘤阴虚兼夹血瘀证者，应立养阴化瘀之法治之。因为阴液足瘀易化，瘀血去则津易生。恶性肿瘤晚期恶病质状态，阴虚津亏为常态，津亏至极，元阴亏耗，肾藏精，肾中阴精必然消耗至竭，阴虚至一定程度必然致肾精亏虚，故本于中医"治未病"的思想，无论是否有精亏之象，在恶病质阴虚患者中，养阴填精作为常法，与活血化瘀并用，旨在打破其阴虚与血瘀的恶性循环。罗玲老师以"阴虚血瘀互为因果论"辨治晚期恶性肿瘤的经验，立养阴填精化瘀为治法，以增液汤合血府逐瘀汤为主方进行加减治疗，取得不错疗效，明显延长了患者生存期，改善了晚期恶病质患者的生活质量。

（付玲　刘勇　整理）

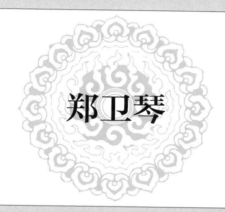

郑卫琴

一、医家简介

郑卫琴（1952—　），女，硕士研究生导师，第四批全国老中医药专家学术经验继承工作指导老师，重庆市名中医。从事中医临床、科研、教学工作 40 余年，任肿瘤科主任期间成功申报国家中西医肿瘤重点专科，获第二届中国医师奖、重庆市十佳女卫生工作者称号。完成科研课题 5 项，获重庆市卫生局科技成果奖三等奖 5 项，发表科研论文 30 余篇。现任中华中医药学会肿瘤分会常务委员、中国抗癌协会传统医学专业委员会第四届委员会委员、重庆市抗癌协会第二届理事会常务理事、重庆市中医学会常务理事、重庆市中医药学会肿瘤专业委员会副主任委员。擅长中西医结合治疗恶性肿瘤及风湿病。

二、学术观点

（一）辨证论治，随机制宜

郑师认为中医治疗肺癌，辨证论治是关键。辨证论治能全面、深刻、正确地了解疾病性质，从而确定相应的治疗。它是中医学认识疾病和治疗疾病的基本原则，是中医学对疾病的一种特殊的研究和处理方法，是中医学的基本特色之一。其不同于"头痛医头、脚痛医脚"的普通施治方法，而是"治病必求其本"的大法。郑师强调"人体是一个有机整体，人与自然界统一"的中医理论是研究肿瘤病因、病机、诊断、治疗及调养的基础。郑师常言临床上根据肺癌患者所表现出的不同症状、舌象、脉象和其他体征，进行辨证归纳分析，使它形成一个"证"的结果，然后寻求"病因"，再根据每个患者的具体情况加以综合治疗，是中医在恶性疾患和疑难杂症诊治中所具备的优势。肺癌和中医的"证"同时存在于同一患者体内，必定有其内在联系。有些恶性肿瘤的出现，在人体内引起一系列生理病理改变，成为证；也有时人体内先起某些变化，有了证，再在此基础上逐渐发展成癌；再或者，某些因素同时促成癌和证。无论怎样，每一个患者在"证"和肺癌形成的过程中，人体整体统一性和谐关系开始有所变化，天平就会有所倾斜，通过仔细的辨证论治，可发现其具有可遵循的规律。

诚然极早期的少数患者可能会无症状，无脉象、舌象方面的异常，如正常人，即我们所谓的"无证可辨"，但这并不说明其没有肺癌，而是其病期早，病因病机隐藏深，或有其他的因素掩盖了我们的分析和判断，但绝大部分患者，我们还是可以通过辨证来诊断的。大多数患者，特别是晚期患者，往往会出现错综复杂的症状，而不是单一症状或单一证型，这就要靠我们抓住主证和主要环节，即主要矛盾和矛盾的主要方面，予以辨证，确立病机，然后论治。不能墨守某一个"秘方"或抗癌中草药，希冀能立竿见影、起死回生。尤其是在晚期肺癌患者中，证候会虚实夹杂，掺和在一起出现，给我们的诊断和治疗带来难度。这就要求为医者要剥茧抽丝，仔细灵活，去粗存细、去伪存真地解决患者的主要痛苦和不适。并且，不同的肿瘤表现出同一病机，治疗也可以相同。如肺癌可有气滞，通常予柴胡疏肝散、金铃子散等调畅气机则会有效。这种同病异治和异病同治的方法是辨证论治的精神实质，是临床医生应该掌握的基本素质。在肿瘤治疗中辨证和辨病互参，是辨证论治在临床实际应用中灵活使用的具体体现。掌握了这样的基本技能，就不会面对肿瘤疾患中时常出现的疑难现象而束手无策，就能透过不同肿瘤的症状现象，看到内在的本质，很多问题就会迎刃而解。

因此，郑师特别强调辨证论治的正确与否直接影响治疗效果。一方面，其可为今后辨证打下基础，观察到病程变化的确切病机，合理地进行方药加减化裁，尽可能早地解除患者的痛苦。另一方面，如果第一次的辨证就出现了偏差，或者没有抓住主要矛盾和矛盾的主要方面，导致未能及时改善患者的症状和不适，会影响患者对医生的信任程度和配合度，不利于今后循序渐进的治疗。故对于每个症状、舌象、脉象等细节都要细察，不放过任何一点，寻本求源，力求精到。

（二）"内虚"是肿瘤发生的基础

郑师强调肺癌的形成和生长过程是机体内正邪斗争的过程。肺癌的形成往往是正气先虚，然后才有客邪留滞一系列病理过程发生。《灵枢·百病始生》指出："风雨寒热，不得虚，邪不能独伤人。卒然逢疾风暴雨而不病者，盖无虚，故邪不能独伤人。此必因虚邪之风，与其身形，两虚相得，乃克其形。"自古医家皆认为疾病的发生一定是在脏腑气血亏虚的基础上，外邪此时侵入才可引起气血功能紊乱，脏腑功能失调。郑师常说，同样的外感六淫、内伤七情、饮食不节等因素，其实是始终存在的，那为什么生活在同样的环境中，有些人就会患癌，有些人却什么病也没有。这就是"内虚"重要病机形成的结果。人体正气能维持机体正常生理功能，并有抵御外邪的能力。正气虚弱则卫外无能，易受邪气（外界致癌因子）损害，也就是当人体内部环境的稳定性及机体内外的相对平衡性遭到破坏的时候，致癌因子就能起作用而导致肿瘤形成，乃至后来的肿瘤浸润、转移和扩散。总之，如《素问·刺法论》曰"正气存内，邪不可干"。因此，郑师认为肺癌是正气不足，而后邪气踞之所致。另一方面，肺癌患者机体耗气伤血，日久致虚，更导致正气亏虚。而肺癌能否得以控制，也就取决于正气和邪气斗争的结果。

在临床和大数据分析中，老年肺癌患者占肿瘤患者十之七八，郑师言《素问·上古天真论》已经告诉过我们"女子五七，阳明脉衰，面始焦，发始堕；六七，三阳脉衰于上，面皆焦，发始白；七七，任脉虚，太冲脉衰少，天癸竭，地道不通，故形坏而无子也。……丈夫五八，肾气衰，发堕齿槁；六八，阳气衰竭于上，面焦，发鬓颁白；七八，肝气衰，筋不能动，天癸竭，精少，肾藏衰，形体皆极；八八，则齿发去"。以上论述指出往往随着年龄的增加，内虚逐渐加重，那么外邪入侵，正气不能抵抗外邪则发生疾病会变得更加容易。

因此，补虚扶正能预防肺癌的发生与发展。但郑师强调扶正实际上并不是单纯使用补益强壮方药，而是应该把调节人体阴阳、气血、脏腑、经络功能平衡稳定，以及增强机体抗癌能力的方法都包含在内。因而，中医的"补之、调之、和之、益之"等法都属扶正范畴。总的原则是"形不足者，温之以气；精不足者，补之以味；损其肺者，益其气；损其心者，和其营卫；损其脾者，调其饮食、适其温寒；损其肝者，缓其中；损其肾者，益其精"。诸如饮食调理、针灸、气功等均有扶正作用。因此，为了保证对肿瘤的长期、彻底的治疗，必须强调扶正培本，时时顾护人体正气，通过增强人体抵抗力，达到控制或缩小肿瘤的目的。

（三）"气失衡"是肿瘤发生的关键因素

郑师在"元气论"及"一气周流"的思想指导下，始终认为中医是立足于生命运动方式的一门学科，而气的运动就是人生命运动的根本和具体表现。

"元气论"始见于先秦哲学著作《鹖冠子》，其概括了中国古人关于构成生命与自然的基本物质的观念。《庄子·知北游》中提到"人之生，气之聚也，聚则为生，散则为死"，再次说明了气之于生命活动的重要性。在后世中医学的发展中，诸多医家提出元气的消长变化及升降出入运动是人体生命活动的基本表现。黄元御在《四圣心源》中言："清浊之间，是为中气……所谓土也。枢轴运转，清气左旋，升而化火，浊气右转，降而化水……方其半升，未成火也，谓之曰木。木气之温，升而不已，积温成热，而化火矣。方其半降，未成水也，谓之曰金。金气之凉，降而不已，积凉成寒，而化水矣。"提出"一气周流"以圆转之升降而显现，太极左阳右阴，左主升而右主降，中间为升降之枢纽。对应在人体脏腑上，脾胃居中，脾升胃降为气机升降之枢纽；以左右为气运之路径，肝应春木，主疏泄，从左而升；肺应秋金，主肃降，从右而降，二者和顺构成气机升降之圆的外翼。

关于肺癌的病因病机，郑师认为不能局限于某个器官、组织及其病理形态，而在于整个人体生命运动的过程及方式的病理改变。郑师指出，人体在受到外界异常变化、内在体质变化等因素影响时，其生命运动方式打破了"太极之圆"的气运平衡，即"气失衡"，从而发生异常演变、异常复制、异位释放，最后失于控制，可损伤脏腑致他病，亦可癌毒丛生发展为肿瘤。

郑师指出"气失衡"的破坏性主要是导致生命过程的各种运动方式之间严重失通。人体受先后天、内外界多种病理因素影响，导致"气失和"为先驱表现，时间过久气机不能恢复，则出现"气失衡"的初始病机表现，随着气机紊乱不能拨正、逆流内窜，最终形成"气失通"，其为果又为因，在整个气机异常演变过程中，致使生命运动、气的运动难以恢复正常。郑师认为在肺癌发生发展的过程中，当气的运动随着气候变化、生活环境、六淫疫气、情志心态、食饮劳逸等因素不能及时变化或演变太过时，导致气失于和顺，气得和则为正气，气失和则为邪气；若长久气机不能和调，则邪气贯穿于生命运动，使各脏腑、经络控制失司，打破原有的生理平衡，导致气失衡；气失衡难恢复，久之则见气机郁结，瘀血停滞，痰浊内生，邪毒积聚，壅滞于脏腑，流窜于经脉，异化成癌，是为气失通所致，失通进一步加重其气失和、失衡程度，癌毒进一步侵蚀筋骨、浸淫脑舍等，则癌成且易复发转移。

（四）四诊合参，尤重舌诊，中西并重

传统中医四诊就是望、闻、问、切四种诊断手段；合参，就是把四诊获得的诊断资料，综合分析，由表及里，由此及彼，去粗取精，去伪存真，反复思考，推理判断，得出正确的诊断。郑师辨治肺癌，强调四诊合参，尤其重视舌诊在临床中的运用。观舌质可晓阴阳盛衰，察舌苔可知邪之寒热深浅，再辨其润燥，可晓津液之盈亏，舌苔净质偏红必养阴清热，舌淡胖有齿印必健脾益气。临诊中主证和舌脉常灵活取舍，有时舍症从舌，有时重脉象而轻舌苔，关键在于牢牢把握病机变化，使辨证更为精准。肺癌病势缠绵，病情危重，常常变生他证，郑师每从舌质、舌苔、脉象的细微变化了解证型的转变，及时调整治则治法，使机体达到新的平衡，因而取得理想的疗效。

此外，郑师临床上多结合西医学检查手段，不断扩展中医四诊内涵，比如肺癌患者必看其胸部 CT 并结合血常规、生化等检查，来判断其是周围型或是中央型；又如晚期肺癌患者要求其复查全身 CT，来判断预后。郑师本着西为中用的原则，不排斥西医或现代科学技术，强调从不同的角度和目的

观察患者体征、症状，并互相联系和印证，扩大了中医四诊的内涵、范围。在肺癌患者诊治过程中，郑师要求要全面了解现代治疗手段如手术、放疗、化疗、靶向等。其一贯的观点是，肺癌的治疗必须综合各种治疗手段，不是单靠哪一种治疗就可以完全解决问题的。早期的肺癌，手术、放疗常有较好且肯定的疗效；中期的肺癌化疗优势较大，并且随着药物技术的提高，一部分患者可以治愈或带瘤生存；晚期的肺癌，中医中药对改善全身状况和生存质量，减轻痛苦症状是有益的。中医和西医的结合应是体现各自的特长，共同发挥作用，且能弥补双方的不足，偏于哪一方对肺癌的治疗都是无益的。

三、临床特色

（一）强调"温化肿瘤"

郑师对肺癌的诊治有其明确的学术观点，即强调"温化肿瘤"。郑师根据《灵枢·百病始生》关于"积之始生，得寒乃成，厥乃成积"的论述，提出阳虚寒凝是部分肿瘤发生的根本原因。《素问·阴阳应象大论》指出"阳化气，阴成形"，张景岳注曰："阳动而散故化气，阴静而凝故成形。"《灵枢·百病始生》则明确指出："温气不行，凝血蕴里而不散，津液涩渗，著而不去，而积皆成矣。"可见肿瘤是在阳虚寒凝的基础上痰瘀互结而成的。盖阳主推动而寒性收引，阳虚寒凝则阴分之津血不能畅行而结为痰瘀，形成肿块。阳虚寒凝一方面造成痰瘀互结，另一方面导致寒毒内生。恶性肿瘤具有日以渐大、流走再生与耗人正气的特点。毒的发生在很大程度上就是在阳虚寒凝的基础上细胞恶性转化的过程，从而使肿瘤细胞具有自主生长与侵袭转移能力，并夺取机体正常细胞所需的营养物质为自身新陈代谢与分裂增殖所用。《外科证治全生集》指出："毒即是寒，解寒则毒自散，清火而毒愈凝"，故毒是在寒的基础上产生的，其本质为寒，温阳散寒则毒气自化。郑师强调"温则化之，寒则凝之"，有形之结块，需要用温药化之于无形，同时强调温而散之，一避免"凉药"，二避免"火药"；凉药易凝滞，"火药"易耗气。

郑师曾用三生口服液治疗肺癌咯血等，其三生口服液以生半夏、生南星、生附片等温化之品为主要药物，由于此类药物有一定毒性，且难以获取，故现在几乎不用生品，而用制半夏、制南星、制附片。制半夏、制南星、制附片类，量小即为"温药"，有温化散邪之功，量大则为"火药"，有耗气伤津之弊。运用温药同时需佐以补气药，给予温药以源源不断的动力。如郑师在诊治肺癌过程中，临床用药处方头两味多选用"黄芪、党参（或太子参或南沙参、北沙参）"。

（二）中医药抗癌需分阶段治疗

郑师认为中医学虽无肺癌病名，但依其发病特点、临床表现、客观体征，相当于肺部"积证"。病机特点是本虚标实。肺癌病因主要是吸烟，肺为娇嫩之脏，喜润而恶燥，烟为辛燥之物，长期吸烟损伤肺脏，或肺病日久，导致肺气阴亏虚。癌毒（致癌物质）在肺气阴亏虚的基础上乘机内侵，损伤肺脏，则肺失宣肃而津液不布，积聚成痰。毒聚痰凝，壅塞肺部，阻滞气机，气滞血瘀，痰瘀毒互结则积聚成核，发生恶变，形成肺癌。诚如《杂病源流犀烛》云："邪积胸中，阻塞气道，气不得通。为痰……为血，皆邪正相搏，邪既胜，正不得制之，遂结成形而有块。"

郑师认为"中医治疗肿瘤应分阶段治疗"，因为肿瘤是分不同阶段的，不同的阶段有不同的治则和用药方法。比如，手术前的用药与手术后的用药不同；配合放疗或者化疗的中药又各有不同；肺癌的早、中、晚期的用药也不同。肺癌早期特点是气阴受损，虚不受邪而邪积，主要特征是气道受损，燥热内生，表现为咳嗽、吐痰有血丝。中期特点是邪积正伤，痰瘀内生，与毒搏结，表现为咳嗽、胸痛、肺部肿块。晚期因气道壅塞，清气难入，宗气、真气生化乏源，肺源乏竭而肺脏败坏，五脏受累，气化不利，津液停积而为水，表现出胸水、形体消瘦；痰窜经络则发生转移。病机关键以肺气阴亏虚为本，毒聚痰凝血瘀为标。郑师认为正虚邪实、虚实夹杂贯穿肺癌的整个病理演变过程，治疗当以扶正攻癌、解毒散结为大法。但肺癌各期病理变化又各有特点，故治疗还当分期分型。早期邪盛正伤，以攻邪为主，佐以护正；中期虚实夹杂，当攻补兼施；晚期正虚为主，当扶正固本，佐以解毒散结。

总体上讲，对体质虚弱、肺癌晚期、手术后的调理、康复期的治疗，以扶正培本为主；对体质较好，邪气亢盛，早期肺癌或肺癌进展期，多用祛邪解毒法；而对正虚邪实者，以及放疗后的巩固，消除残存癌细胞，配合其他治疗方法时，则多采用扶正祛邪法。对早期肺癌患者，有手术机会，则劝其及早手术，手术前后给予补气养血、健脾开胃的中药，以增强其体质，平稳、安全渡过手术期；在术后化疗中暂缓服用中药，而在化疗间期给药，以补气养血、健脾开胃为主，以保证患者能平稳渡过化疗期；在放疗期，则以滋补肝肾、健脾和胃、养阴清热的中药治疗，以减轻不良反应；预防肿瘤转移则以扶正和抗癌相结合的中药为主。

（三）强调顾护胃气的重要性

肺癌中晚期阶段，辨证常虚实夹杂，多以虚为主，用药时需用滋补药以补虚扶正。诸脏虚损峻补无益，独取中州是为至要，肺癌的发生与人体正气不足关系密切，如《素问·刺法论》云："正气存内，邪不可干。"《素问·评热病论》曰："邪之所凑，其气必虚。"人体正气的生成来源于水谷之精气，正是李东垣所强调的胃气、元气。其盛衰与脾胃功能的强弱密切相关，脾胃功能强则正气充盛；脾胃功能弱则正气不足。而正气的强弱，直接影响机体抗病能力，因此，在临床实践中要处处顾护脾胃之气。郑师临床中时时处处不忘脾胃是后天之本，治病不忘脾胃。如肺癌化疗的患者常出现恶心、呕吐、腹部不适、纳差、腹痛、腹泻等不良反应，郑师常于方中伍以党参、山药、石斛、陈皮、半夏等味，以益气健脾，顾护脾胃中焦。临床中使用如皂角刺、天竺黄、瓜蒌子等性寒凉的化痰类药物时常伤脾胃，凡在使用化痰药时，郑师均不忘询问患者饮食及二便，以辨明脾胃中州虚实，酌情使用健脾护胃之品，以顾护后天之本。治疗肺癌气喘、咳嗽常用五味子、乌梅，其味酸涩，可敛肺止咳定喘，部分患者服之易出现反酸、恶心等胃酸过多、食道反流等不适，此时常佐以乌贼骨、瓦楞子、海螵蛸、白及等护胃。肺癌患者病情日久，常常出现咳嗽、咯痰、气喘，伴纳呆、腹胀、便溏，小便少或夜尿频数、怕风怕冷、舌淡苔白腻、脉沉细等肺脾两虚或肺脾肾虚证，肺属金、脾属土、肾属水，土生金、金生水，脾为肺之母，肾为肺之子，母病及子，子病及母，肺病日久可以波及脾母及肾子。此时肺癌的治疗常常肺脾肾同治，而更当重视顾护脾胃后天之本，常佐用参苓白术或四君子类，脾肾阳虚当以淫羊藿、补骨脂、肉桂等温补脾肾。

郑师临床补益脾胃用药具有以下特点。

1. 开胃消导以助脾胃运化为首

胃经过消滞导积后方能接受水谷药物，郑师习惯用砂仁、陈皮、山楂、蔻仁、神曲、焦山栀、半夏、谷麦芽等。

2. 调畅气机以平气机逆乱为本

气机条达通畅，脾气才能把精微输布全身，同时改善肺癌患者气滞，郑师习惯用桔梗、枳壳、木香、乌药、枳实、橘叶、佛手、八月札、平地木，且多"忌刚用柔"，理气而不伤阴。并且郑师强调必须先消导理气，才能开始抗癌杀毒。经过消导理气后才兼用一些抗肿瘤的中药，既使患者的身体能够接受药物，又使药物能有效发挥作用，还不影响平时的饮食。

3. 别脾之阴阳以精调用药为细

唐容川言："脾阳不足，水谷固不化，脾阴不足，水谷仍不化，譬如釜底无火米不熟，釜中无水也不熟。"郑师颇认同此观点，认为每一个脏腑都有阴阳，用药应根据其阴阳的平衡来调节药物的使用，虽然在临床上脾阳虚之人较易辨别，但仔细辨别就会发现脾阴虚的患者也不在少数。郑师常用党参、黄芪、茯苓、山药、白术、干姜以健补脾阳，常用旱莲草、女贞子、枸杞子、桑椹、知母、麦冬、沙参以缓补脾阴。

4. 补中兼消以防滞避腻为底

郑师强调补益时需警惕用量不当滋腻碍胃，导致患者脾胃运化及消导不及，因此郑师很少用熟地、首乌、阿胶及一些"血肉有情之品"，临床常用陈皮、生熟薏苡仁、扁豆、茯苓、白术等以行气健脾，防滞避腻。郑师用药，简捷明了，君臣佐使，往往十味上下，颇见奇效。郑师认为，肺癌患者往往体质羸弱，不耐攻伐，加之很多患者还在接受西医治疗，所以用药不在于量多力猛，而在于对证效专。很多患者本来已难以摄入饮食，加上药物味浓气重，滋腻厚实，造成食之不下，妨碍正常饮食消化，勉强服下，后反伤脾胃。一些重头药并不一定对患者有利，故用药宜轻，循序渐进，随证加减，细水长流，同时能减轻患者的经济负担，缓解国家药物资源紧张的状况。

四、验案精选

（一）正虚痰结案

陈某，男，53 岁，2019 年 11 月 12 日就诊。

患者有长期吸烟史，否认高血压、糖尿病、肝炎、结核等病史。于 2019 年 6 月出现左肩部疼痛，未予重视，2019 年 10 月外院胸部 CT 示：右肺上叶肿块（5.8cm×5.4cm），纵隔淋巴结转移可能，左侧第 3 肋、第 8 肋、第 3 胸椎多发骨转移，左侧肾上腺转移。头颅增强磁共振示：双侧额叶和左侧额顶叶多发转移。穿刺活检示：右肺腺癌。基因检测结果示：未见 EGFR、ALK 等敏感基因突变。患者拒绝行放化疗，遂来我院门诊就诊。刻下症见：左肩部疼痛，乏力，咳嗽，咯白色泡沫痰，无胸闷喘累，无恶寒发热，无心慌心悸，时有头晕，口干，纳食食少，眠差，二便正常。舌淡暗苔少，脉细弦。

西医诊断：肺癌。

中医辨证：肺癌（气阴两虚，痰毒血瘀）。

治法：益气养阴，清肺解毒，化痰散结。

处方：自拟扶正抗癌散结方加减。具体用药如下：北沙参 30g，黄芪 30g，天麻 10g，壁虎 15g，龙葵 15g，紫衫 3g，麦冬 15g，当归 30g，瓜蒌皮 15g，酸枣仁 15g，藤梨根 30g，猫爪草 15g，合欢皮 30g，当归 15g，浙贝母 15g，陈皮 15g。取 15 剂，日 1 剂，水煎服。

二诊（2019 年 12 月 18 日）：患者左肩部疼痛较前缓解，咳嗽咯痰减轻，睡眠好转，二便正常，查舌质暗红，苔薄黄，脉沉细，守上方加冬凌草 15g，鳖甲 15g，千年健 15g 继续服用。患者自觉症状改善，郑师建议患者中西医结合综合治疗，因患者无敏感基因突变，根据最新指南建议，可考虑选用 PD-1 单抗联合化疗综合治疗，患者及家属经慎重考虑后同意。免疫治疗联合化疗期间，患者继续口服中药调理，经 6 周期治疗后，期间配合中药调理脾胃，益气生血，改善化疗所致消化道反应及骨髓抑制，患者治疗过程顺利，未诉特殊不适。化疗后患者持续应用 PD-1 单抗维持治疗及口服中药调理。

三诊（2020 年 5 月 13 日）：守上方加减服用至今。患者自觉偶有咳嗽咯痰，轻度乏力，纳食较少，无右肩部疼痛，睡眠较前改善，无胸闷喘累，无恶寒发热，二便正常，舌质暗，苔薄白，脉沉细。在前方基础上，去当归、猫爪草，加用黄精 15g，白术 15g，茯苓 30g。患者自觉乏力较前进一步改善，纳食较前增加，偶有咳嗽咯痰，目前继续免疫治疗维持中，末次处方：黄芪 30g，北沙参 15g，桔梗 15g，龙葵 15g，石见穿 15g，半枝莲 30g，茯苓 30g，麦冬 15g，紫杉 3g，天麻 10g，壁虎 15g，蛇舌草 30g，白术 15g，藤梨根 30g，瓜蒌 15g，白英 15g。（图 7）

按：本案患者是一位中年男性，有长期吸烟史，郑师认为肿瘤的形成和生长过程是机体内正邪斗争消长的过程。肿瘤的形成往往是正气先虚，然后才有客邪留滞一系列病理过程发生。在肿瘤治疗中，培本扶正实际上并不是单纯使用补益强壮方药，而是应该把调节人体阴阳平衡，气血、脏腑、经络功能平衡稳定，以及增强机体抗癌能力的方法都包含在内。因而，中医的"补之、调之、和之、益之"等法都属扶正范畴。总的原则是"形不足者，温之以气；精不足者，补之以味；损其肺者，益其气；损其心者，和其营卫；损其脾者，调其饮食、适其温寒；损其肝者，缓其中；损其肾者，益

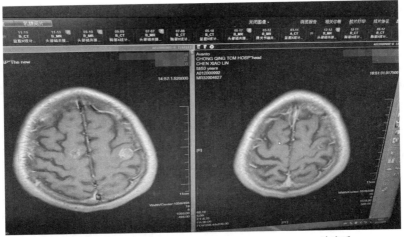

治疗前　　　　　　　　　　　治疗后

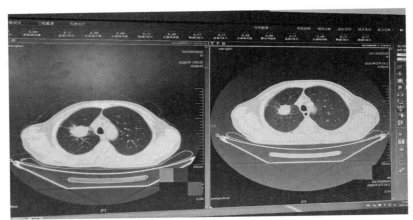

治疗前　　　　　　　　　　　治疗后

图 7　治疗前后头颅磁共振和胸部 CT 对比变化

其精"。诸如饮食调理、针灸、气功等均有扶正作用。肿瘤又是全身性疾病的局部表现，局部属实，全身属虚，杀灭肿瘤细胞只是治其"标"，而肿瘤之"本"在于正气不足，脏腑功能失调，扶正培本才是治其本。因此，郑师强调"扶正是根本，祛邪是目的"，重视扶正培本法在肿瘤治疗中的应用，处处注意顾护患者的正气，保持患者机体阴阳平衡、气血充盛、经络疏通，通过增强机体的抗病能力，达到控制和缩小肿瘤的目的。这种"以人为本"，扶助正气，最大限度延长患者生命的"扶正治癌"学术思想与当今肿瘤疗效评价中重视患者生活质量和生存期的理念不谋而合，体现了郑师学术思想的超前性。郑师虽倡导扶正法治癌，但并不排斥祛邪法，为了提高疗效，必须以扶正为主，祛邪为辅，使扶正和祛邪有机结合。他主张扶正是根本，扶正能增强机体抗病能力，为祛邪创造条件，即"扶正中寓安正之意"，扶正与祛邪相辅相成，辩证统一，相得益彰，不可偏废。只有谨守病机，抓住病变的主要矛盾和矛盾的主要方面，处理好扶正与祛邪的辩证关系，使扶正与祛邪有机结合，才能紧紧掌握治疗肿瘤的主动权。在临床实践中，则根据患者正气的盛衰、体质强弱、年龄长幼、肿瘤的病理类型、疾病分期、病程长短等，灵活运用攻补之法。郑师经反复临床实践证明，扶正为主佐以祛邪的治法不仅可改变症状、调节机体免疫功能、提高生存质量，还能延长生存期，从而达到"带瘤生存"的目的。2022年12月中旬随访本例患者，仍存活，肿瘤病情相对稳定，原发病灶及脑转移灶有所缩小，无新发远处转移，西医治疗方面以随访评估肿瘤情况为主，目前仍于郑师门诊随诊中。

（赖宗浪　整理）

（二）肺脾两虚案

梁某，男，53岁，2021年10月12日就诊。

患者有长期吸烟史，既往有"慢阻肺、支气管哮喘、腔隙性脑梗死"病史，否认高血压、糖尿病、肝炎、结核等病史，患者于2021年9月无明显诱因出现咳嗽，2021年9月12日外院行胸部CT示：右肺上叶（近肺门）结节状软组织影并后段支气管局部截断，考虑肺癌可能；右肺门及纵隔多发增大淋巴结，考虑转移；完善BUS检查，骨扫描示肿瘤骨转移可能。2021年9月22日病理示：（R4组、R1组淋巴结）查见低分化癌，结合形态及免疫组化结果支持为小细胞癌。请结合临床。免疫组化:PK（核旁点状）:CD56（＋）；Sn（－）；CeA（－）；T-1（＋）:CK7（＋）；CK5/6（－）；P40（－）；ALK-V-；Ki-67约80%。患者拒绝行放化疗遂来我院门诊就诊，刻下症见：时有咳嗽，咳吐白色泡沫痰，乏力，无进食梗阻感，无饮水呛咳，无胸闷、胸痛，无腹胀、腹痛，无腰酸、腰痛，无头晕、头痛，食纳欠佳，眠浅易醒，小便正常，大便稀溏。舌暗红，苔薄黄，脉细滑。

西医诊断：肺癌。

中医辨证：肺癌（肺脾两虚，痰瘀互结）。

治法：补肺健脾，活血化瘀，化痰散瘀。

处方：人参片 5g，炙甘草 10g，石菖蒲 10g，芦根 20g，炒鸡内金 10g，北柴胡 10g，赤芍 15g，干姜 10g，姜半夏 10g，芡实 30g，白术 15g，黄芩 10g，陈皮 10g，蕨麻 9g，云芝 10g，蜜枇杷叶 15g，浙贝母 30g，白前 10g，五味子 10g，牡蛎 30g。取 15 剂，日 1 剂，水煎服。郑师建议患者行中西医结合综合治疗，患者及家属经慎重考虑后同意，根据最新指南建议，遂于我院行化疗（具体方案：依托泊苷 160mg，d3+ 顺铂 40mg，d1 ～ 3）。

二诊（2021 年 11 月 2 日）：患者咳嗽较前明显好转，偶有咳嗽咯痰，食纳转佳，眠浅易醒，二便正常，查舌暗红，苔薄黄，脉细弦滑。予以上方去炙甘草、石菖蒲、芦根、蜜枇杷叶，加薏苡仁、枳壳、柏子仁继续服用 15 剂，同时继续配合化疗行中西医结合治疗，经 2 周期化疗，化疗期间续服上方中药治疗，改善消化道反应及骨髓抑制，患者化疗过程顺利，未诉特殊不适。2021 年 12 月患者复查 CT 结果示"肺部病灶较前明显缩小"，经综合评估后建议患者后续可行放疗，患者及家属慎重考虑后，于 2021 年 12 月 8 日起行右肺病灶及纵隔淋巴结加速超分割调强放疗。后根据最新指南建议，予以 P 方案化疗（依托泊苷 160mg，d3+ 顺铂 40mg，d1 ～ 3）3 ～ 6 周期化疗治疗。（图 8）

三诊（2022 年 2 月 15 日）：守上方口服中药至今。患者咳嗽不显，诉时有乏力，无进食梗阻感，无饮水呛咳，纳可，二便正常，夜寐安。舌暗红，苔薄黄，脉细滑。末次处方：人参片 5g，麦冬 30g，五味子 10g，芦根 15g，北柴胡 10g，黄芩 10g，赤芍 30g，枳壳 15g，姜半夏 10g，芡实 15g，白术 15g，薏苡仁 30g，茯苓 30g，陈皮 10g，蕨麻 9g，云芝 10g，柏子仁 15g，牡蛎 30g，龙骨 15g。

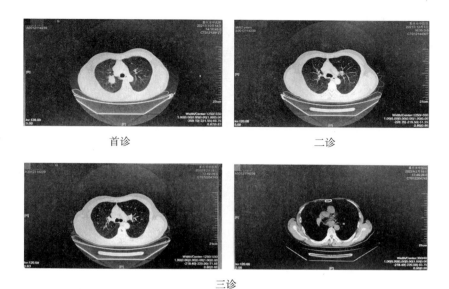

首诊　　　　　　　　　　　　　二诊

三诊

图 8　治疗前后胸部 CT 对比变化

按：本案患者长期吸烟，烟毒灼伤肺络，宣肃失司，出现咳嗽，日久不愈而肺气受损严重，影响气机之升降出入。黄元御在《四圣心源》中言："清浊之间，是为中气……所谓土也。枢轴运转，清气左旋，升而化火，浊气右转，降而化水……方其半升，未成火也，谓之曰木。木气之温，升而不已，积温成热，而化火矣。方其半降，未成水也，谓之曰金。金气之凉，降而不已，积凉成寒，而化水矣。"提出"一气周流"以圆转之升降而显现，太极左阳右阴，左主升而右主降，中间为升降之枢纽。应于人体脏腑，脾胃居中为气机升降之枢纽，肝应春木，主疏泄，从左而生；肺应秋金，主肃降，从右而降，为气机升降之圆的外翼。郑师认为，邪毒伤肺，肺气运转失衡，从右不得降而乱冲，打破气的圆转方式，而患者久食辛辣油腻，脾胃功能受损，脾气已虚，气运失衡，难以腐熟水谷精微，从而痰瘀蕴毒结滞成积，停于肺而成肺癌。该患者肺脾两虚贯穿始终，郑师用人参、茯苓、白术、甘草取四君子之意大补肺脾之气，柴胡、枳壳梳理气机，黄芩清虚热散毒结，麦冬、芦根以养肺阴，陈皮、五味子、姜半夏降气化痰止咳，赤芍活血化瘀，柏子仁、牡蛎、龙骨养心安神，蓖麻、云芝等化瘀散结、解毒抗癌。但郑师强调临床辨治肿瘤患者应以"亏虚"为主，对于清热解毒、动血破血之剂的使用需慎重，不可久用，时时言在"与狼共舞"的带瘤生存状态下，医者切忌贸然大攻或大补，需缓缓图之，求其稳定平和，不进之中图其抑制。临床上切忌以一概全，需根据患者当前的证候，辨病与辨证并重，临证动态加减用药。结合目前肿瘤治疗往往经过西医放化疗、靶向等综合治疗后，其病机也有相应的变化情况，需根据当前疾病所处阶段进行相应的处方调整。本例患者 2022 年 10 月中旬评效 PR，暂未进行西医相关治疗，每 1～3 个月定期随访相关指标，病程中持续于郑师门诊随访，目前生活质量可，无明显乏力、喘累、气促、胸闷痛表现。

（王田田 刘平宇 整理）

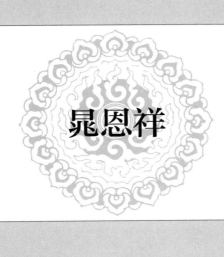

晁恩祥

一、医家简介

晁恩祥（1935.7—　），河北唐山人。国医大师，首都国医名师，第一批中医药传承博士后合作导师，第三、四、五、六、七批全国老中医药专家学术经验继承工作指导老师；中日友好医院主任医师、教授、博士研究生及博士后导师，中医内科首席专家；中央保健会诊专家；享受国务院政府特殊津贴。

1962年毕业于北京中医学院（现北京中医药大学），1976年至1977年在北京参加全国中医研究班学习。从医60余年，创新中医"风邪"理论，形成风咳、风哮辨治体系，提出"发时疏风解痉、宣肺平喘，平时扶助正气、固本培元"理念；指导研发"风咳"感冒后咳嗽及咳嗽变异性哮喘的新药"苏黄止咳胶囊"，于2008年上市并被遴选为医保品种；重视并参与慢性咳嗽、哮喘、慢性阻塞性肺疾病和间质性肺病等的研究，制定肺系常见病中医诊疗指南；积极参加了"非典"、甲流等传染病的中医药防治及诊疗方案的制订等。

主编《明医之路 道传薪火》等专著8部，副主编《碥石集》等2部，参编著作12部，主审3部；发表论文百余篇。主编的《明医之路 道传薪火》获2019年"杏林杯"中华中医药学会著作奖一等奖，参编的《临床中医内科学》获"国家图书奖"提名奖。

二、学术观点

（一）整体论治，统筹兼顾

人体是一个有机的整体，人与自然、人体各脏腑之间以及正气与邪气之间，都具有整体性特点。《灵枢·岁露》曰："人与天地相参与，与日月相应也。"四时变化、昼夜晨昏和风土地域等都会对人体产生影响。若人能适应自然界的变化，则健康无病，否则自然界气候、环境等变化超过人体的适应能力，或人体自身调节功能失常，就会产生各种身体或心理不适。

晁老强调："整体观念，是中医学的基本特点之一，它可以体现在中医临床的各个方面，特别是在辨证论治过程中更应时刻不忘，万万不可只抓局部，不顾整体。"治疗肺癌一病，我们不能将视野局限于肺，不然就是"头痛医头，脚痛医脚"。肺癌虽然病发在肺，但却与五脏六腑息息相关。晁老认为，治疗肺癌，应当从整体观念出发，全面分析，才能得出恰当准确的结论，否则以局部代替整体、以个别症状代替证候分析，必定把人体割裂，得出病证不相符的结论。晁老认为，整体观念体现在天人之整体观、脏腑之整体观和正邪之整体观三方面。

《素问·宝命全形论》曰："人以天地之气生，四时之法成。"人应顺应四时阴阳变化，如此才能"长生久视"。西医认为肺癌与烟雾暴露、环境油烟史、职业致癌物质暴露史等有关，而中医提出的感受"四时不正之气"，个人饮食、起居、情志等未能顺应自然规律者，都有违"天时"，使得机体气血津液失和，阴阳逆乱，发为肺癌。此为天人之整体观。

《素问·六微旨大论》曰："亢则害，承乃制，制则生化，外列盛衰，害则败乱，生化大病。"正常情况下，包括人体在内的自然界处于阴阳五行的动态平衡之中，"而凡有偏盛，则必有偏衰，使强无所制，则强者愈强，弱者愈弱，而乖乱日甚"。五行的相互克制会出现"气有余，则制己所胜而侮所不胜；其不及，则己所不胜侮而乘之，己所胜轻而侮之"。如肺癌初期病变起于肺，随着病程进展，正气衰颓，逐渐累及脾肾。又如，肺与大肠相表里，肺癌阻隔气机，升降不通，腑气壅滞，大肠传导失司等。此为脏腑之整体观。

《素问·评热病论》曰："邪之所凑，其气必虚。"肺癌病性总属本虚标实，以正虚为本，邪实为标。正虚以气虚、阴虚、气血两虚为主，标实以痰、瘀、毒等为主。晁老认为，气阴两虚贯穿肺癌发生发展的始终，若疾病初期，正气尚强，邪气不盛，即以扶正祛邪为要。若患者因肺癌发展而产生变证、坏证等，应当考虑正邪关系，或以扶正为主，或祛邪为主，或扶正兼以祛邪。此为正邪之整体观。

（二）动态辨证，守常有变

"证"具有阶段性和变化性的规律，可沿着一定规律传变演化，也可由于各种因素的影响而相互转化。晁老认为，"证"并不是一成不变、固定不移的，临证之时不能辨一次"证"就一劳永逸，一"证"到底，而必须根据病情的变化随时辨证，尤其是急性病和危重病，更应及时观察。晁老临床强调动态辨证，需根据疾病传变规律和病性转化演变等随时辨证，以掌握"证"的阶段性和变化性特点。

随着肺癌的发生发展，证候也始终处于动态变化过程。早期正气尚足，邪气相对不盛。而疾病逐渐进展，邪气愈盛，正气愈虚，气阴两虚之征愈加明显，并且随之出现痰、瘀、毒等病理产物，临床症状也愈趋复杂。同时，患者接受手术、放化疗药物、靶向药物等干预措施，对于证候的演变也具有一定的影响。因此，临床要根据机体正邪关系、病程长短、治疗方法和病症表现等及时更新证候诊断，采用动态变化的观点来看待肺癌。晁老强调："应仔细审察症状表现，发现证候演变的线索，避免证候、用药长期不变，不能满足患者实际情况，而影响患者预后。"动态辨证的观点也要求临床医生具有前瞻性思维，正如"见肝之病，知肝传脾，当先实脾"，对于患者病情发展变化的趋势要有一定把握，对于一些可能出现的变证、坏证要注意预防。

此外，晁老认为，动态辨证过程中还应注意以下几点：①避免认识疾病的主观性。患者对疾病片面非准确的描述，会造成问诊结果的不准确，此时医生要加以分析和辨别。而医生未细致观察患者病情，主观猜测，或诱导患者叙述病情等，以局部代替整体，也可能造成辨证的不准确。②避免过于依赖他人或外院的诊断、检验检查结果、辨证处方等，临证必须要通过自己的观察辨证分析。③避免陷于思维定式。临床对于效果不好的患者，要主动打破自己对既往诊断的依赖性，重新辨证分析，以纠正自己的错误诊断，反思疾病的认知，达到更好的临床效果。

（三）重在病机，要在求本

《素问·至真要大论》曰："谨守病机，各司其属，有者求之，无者求之，盛者责之，虚者责之。"指出要把病机变化作为诊疗的依据。晁老认为，病机是认识疾病的关键，是指导处方用药的核心所在。"审察病机，无失气宜"，把握疾病的关键病机，即抓住了疾病的主要矛盾，才能分析疾病根本，分辨脏腑阴阳病理变化。证候的实质即病机，证候在不断地发生变化，病机也在不断地发生变化。在辨识患者体质的基础上，结合既往发病、治疗情况等四诊合参，才能准确地分析当下的病机。随着肺癌病情进展，患者病情日趋复杂，痰、瘀、毒等交织杂糅，给病机辨识带来一定困难。只有明确病机，才能指导下一步的辨证处方。

治病求本，关键在于处理当下的主要矛盾。临证中，掌握疾病的核心病机，识证、辨证，抓住疾病的主要矛盾，从主症入手，是治疗疾病的基本思路。主症是辨证的重要内容，有了主症才可以参考兼症而据四诊内容进行八纲分析。肺癌早期主要症状为咳嗽，若具有阵发、挛急、呛咳、气急、咽痒等特点，可认为属于"风邪"的特点。而风为百病之长，常夹寒、夹热、夹燥等，夹寒者常表现为恶寒，痰多色白、质稀，遇冷风加重等，可加入疏风散寒辛温之品；夹热表现为咳嗽伴黄痰，质较黏稠，不易咳出，或咽痛，口干欲饮等，加入清肺化痰药物治疗；夹燥者，多表现为干咳，少痰，或痰中带血，伴口干、咽干等，常加入养阴润燥之品。肺癌中晚期，患者干咳、少气、乏力、纳呆、低热等，重点表现为气阴两虚的证候，应加入养阴益气之品。

（四）病证结合，中西汇通

"病"侧重西医方面的疾病，"证"反映中医方面的证候。晁老认为："西医一个病在治疗中可以根据理化检查找到病因，明确诊断后应用一种或几种药物进行治疗，而中医对待西医的病，应用中药治疗之时更需要注意的是证候。"即病证结合，以证为主。晁老强调，我们必须在西医病名之下对中医证候进行求索，有了西医诊断，还必须有明确的证候才会有对应的治法和方药。

病证结合，是在明确西医疾病的基础上，通过收集四诊信息，运用中医的辨证方法进行分析，从而对疾病产生较为客观而准确的认识。"证"具有相对定型性、整体性和阶段性变化的特点，一证可表现为多症，随证立法、处方和用药是中医学辨证思维的具体体现。病证结合，一方面要求我们有不变的疾病思维，一方面也要有变化的证候思维综合看待疾病。

晁老认为，在病证结合思维指导下，应借助西医学的诊断模式，结合实验室检查及影像学检查，对疾病的病理类型及分期有所把握，做到中西医汇通。对于肺癌疾病，要从宏观上把握肿瘤的性质，并应注意手术及放化疗治疗对机体所造成的影响。在患者来诊时，辨病即考虑病理类型、临床分期等，不同的疾病类型与分期对应的病位深浅、疾病的传变和预后等是不同的。辨证即考虑患者痰、瘀、毒之有无及轻重程度，以及正邪之盛衰。通过病证结合的模式，既体现诊治的规范化，又突出中医辨证施治的特色。晁老认为，病证结合的核心是辨证论治。在明确中医证候的基础上，要佐以病理诊断和分期。把握好中医动态辨证与西医疾病的认识，有助于综合全面地掌握患者病情，从宏观与整体上把握病势，控制病情进展，降低变证、坏证发生的可能，实现"既病防变"的诊疗目的。

三、临床特色

（一）辨治思想

1. 治有异同，正反兼施

在辨证论治中，必须掌握病与证的关系，既要辨病，也要辨证，而辨证重于辨病。证是疾病不同阶段、不同病理变化的反映，因此，在疾病发展过程中，可出现不同的证候，治法也不同，即同病异治。而不同的疾病，在其发展过程中，由于出现了性质相同的证，因而可采用同一方法治疗，即异病同治。由于肺癌的复杂性，异病同治和同病异治思想均应得到重视。

而针对不同背景下的具体证候而言，晁老认为正治和反治要灵活应用。正治，就是逆其疾病性质表现而治的一种治疗法则，故又称"逆治"，用于疾病本质与表现相一致的较为轻浅的阶段。反治是指顺从疾病假象而治的一种治疗法则，即采用方药或措施的性质顺从疾病的假象，与疾病的假象相一致，故又称"从治"，用于疾病表现与本质不一致的较为严重的阶段。

在肺癌发生发展的过程中，不同的病理类型可归属于西医的不同疾病范畴，但具有相似的中医证候表现，故可辨为同一证候；而对于同一病理类型的肺癌，在患者的自然病程中，或是手术治疗、放化疗等，均会有证候的转变，或由实转虚，或变生他邪，治疗上也应有所不同，或解毒散结，或健脾化痰，或活血通络，或养阴益气。若患者正气尚足，可以运用"微者逆之"的思想，"虚则补之，实者泻之"，酌情使用攻邪之法；若患者正气不足，或手术或应用放化疗手段有损正气后，患者疾病表象与疾病本质相反，应当具有"甚者从之"的思维，仔细辨证，找准主要矛盾。

2. 因机证治，分别虚实

这里的"实"，是指邪气盛而正气尚未虚衰，以邪气盛为主要矛盾的一种病理变化。所谓的"虚"，是指正气不足，抗病能力减弱，以正气不足为主要矛盾的一种病理变化。肺癌病机复杂，病情进展迅速，证候亦随之发生变化。在治疗过程中，要抓主要矛盾，而矛盾主要体现在虚实两端。晁老认为，虚实主要体现在正邪斗争的过程中。正邪斗争，不仅关系着疾病的发生、发展和转归，而且也影响着证候的虚实变化。虚实是相对的，随着疾病进展有所偏重。病因病机的变化，实为正邪虚实的变化，证候、治法、方药的变化，实为正邪虚实而设。

正虚邪实贯穿肺癌始终，肺癌中较少见到纯虚证或纯实证，多以虚实夹杂多见。分别虚实，主要在于明确正邪虚实的程度。肺癌初期邪气较盛，正虚以肺虚为主。肺虚而风邪易乘，肺气失宣，清肃失司，水液不布，流着为痰。气机郁而化火，火炼液为痰。火灼肺络，血瘀滞涩，此时邪盛而正未虚，可予攻邪治疗。痰瘀阻结，积聚日久，壅滞气血，浊毒内生，水谷精微难以化生气血充养全身，正气渐虚，脏腑渐衰，累及脾肾，此时正虚而邪盛实，祛邪与扶正并举。脾虚失运，肾气衰减，肾精不足，正不盛邪，毒邪流窜全身，加剧正气耗损，元气倾颓，最终易致死亡。在整个过程中，若患者接受手术和放化疗等治疗手段，正气损伤较重，宜加强扶正。若患者在疾病过程中，感受外邪，诱发短时间内的病情急剧加重，急则治其标，宜清解外邪，再予扶正祛邪治疗。

3. 气阴两虚，贯穿始终

《灵枢·决气》曰："上焦开发，宣五谷味，熏肤，充身，泽毛，若雾露之溉，是谓气。"气具有温煦、推动、防御和固摄的作用。"诸气皆生于肺"，肺是体内进行气体交换的场所，通过不断的吐故纳新，维持机体正常的生命活动。"肺主气，气调则营卫脏腑无所不治。"当气的推动作用减弱时，会影响血液和津液的生成、运行、输布和排泄。温煦不足则出现畏寒肢冷、脏腑功能衰退等。而气的盛衰决定了正气的强弱，进而决定了疾病的发生发展和转归，故曰："正气旺者，虽有强邪，亦不能感，感亦必轻，故多无病，病亦易愈。"阴液濡养脏腑四肢百骸，充养筋脉，是机体重要的物质基础。

晁老认为，气阴两虚贯穿肺癌发生发展的始终。首先，患者可能存在气虚、阴虚等体质，加之平素情志、饮食、起居等失调，易感受外邪，尤其是风邪的侵犯，导致肺气失宣，津液失布，出现咳嗽、干咳、呛咳、咳痰等表现，若风邪夹热，入深侵犯血络，则易出现咯血。其次，在疾病发展过程中，邪气愈盛，正气愈伤，癌毒侵犯，损及全身。肝失疏泄、脾失健运、肾失气化，导致气滞、血瘀、痰凝等病理实邪产生，因实致虚，恶性循环。再次，肺癌患者多接受手术、放疗和化疗等治疗，可在一定程度上耗伤气阴，致使津液亏耗，正气亏虚，多伴有神疲气倦、少气懒言、乏力纳差、低热、口渴、便秘等症状。因此，气阴两虚可贯穿疾病始终，治疗要养阴益气，常以生脉散为主加减。

4. 若感风邪，重在祛风

晁老在数十年临证过程中发现，一些患者的临床表现与一般咳嗽、咳痰不同，具有突发、呛咳、干咳、顿咳、咽痒即咳、遇异味等而突发咳嗽的特点，不同于风寒、风热和风燥，一般用温肺散寒、清肺泄热和解毒止咳等治法效果不佳，而从风论治能收到较好的临床效果。晁老总结其具有独特的"风"的特点，所谓"风为百病之长""风善行数变""风盛挛急"等，称其为"风邪伏肺""风伏肺络""气道挛急"等，因此多表现为顽固性呛咳、刺激性咳嗽、挛急性咳嗽等，有突发突止、变化莫测等特点，总结为"风咳"理论。

风为百病之长，轻扬开泄，肺癌患者正气不足最易感受风邪而起病，反复感受风邪也易损伤正气，故疾病早期患者多以咳嗽、咳痰、气急、胸闷为主要表现。咳嗽是肺系疾病常见症状，往往不被患者重视，而延误就诊时机。病情进展，邪气渐深，侵犯血络者出现咯血等症状。《医原纪略》记载："邪乘虚入，一分虚则感一分邪以凑之，十分虚则感十分邪。"正虚感邪以风为先，虽然"风咳"理论既往多应用于支气管哮喘、咳嗽变异性哮喘等病，但晁老认为肺癌在早期阶段具有风邪致病的特点。对于肿瘤侵犯气管、支气管等而出现的刺激性干咳、呛咳、痉挛性咳嗽等，此类表现虽然由肿瘤侵犯引起，但属中医"风邪"致病范畴，属风邪犯肺而作，治疗应注重祛风。

（二）治疗原则

1. 扶正祛邪

癌毒是一种异常的致病邪气，而这种致病邪气是在正气不足的情况下，加之内外因素综合作用而产生的。癌毒因正虚而生，临床中多见气阴两虚证。气阴两虚责之于肺脾肾，多由患者年老及饮食、情志、起居等失调所致。而肺癌产生之后，反过来又会消耗元气与津液，从而形成一个恶性循环。晁老认为，治疗肺癌要重视扶正祛邪的原则。正确使用扶正与祛邪，其前提是必须在辨证上分清虚实证，尤其是对虚实真假混杂的证候，如真虚假实证和真实假虚证，要透过现象（特别是出现的假象）找到病证的本质。如果虚实诊断不准而错用扶正与祛邪治则，就会造成不良后果。若虚证用攻，则正气愈加消减衰弱；实证用补，则邪气愈加鸱张亢盛。尤其是虚证用攻的危害性更甚。

肺癌所表现出的这种积聚毒邪是人体气阴两虚内环境失常下的异常病理产物。治疗肺癌首先要重视调整气阴两虚内环境，扶其正虚；其次是消减肺癌积聚，祛其实邪。表现在治法上，则是以养阴益气为主，解毒散结为辅。遣方用药中，也表现为养阴益气力度重于解毒散结力度。其深意为，实邪因正虚而生，实邪加剧正虚，故扶正为治疗之本。此外，患者年老体弱，容易受到外邪、放化疗和手术等的影响，虚实夹杂而以虚证为主，故晁老用药扶正重于祛邪。但这并不是一成不变的，如果在某一阶段表现为邪气亢盛，则应酌情增强攻邪力度。

晁老强调，肺癌一病病程复杂，缠绵难愈。在用药上要注意轻重缓急，扶正或祛邪方法的峻缓，以及处方、用药量的大小，都应该适合病情的性质和轻重。《医门法律·卷一·先哲格言》说："实而误补，固必增邪，犹可解救，其祸小；虚而误攻，真气忽去，莫可挽回，其祸大。"其次，一般而言，扶正之法贵在长期坚持，药量宜先轻后重，用药应注意不可过量，不可影响脾胃的消化吸收功能，否则非但不能补虚，反而会导致机体发生新的病变。祛邪之法，用药宜先缓后峻，并当中病即止，过用则易损伤人体正气，不利于恢复健康。

2. 标本兼顾

《素问·标本病传论》曰："有其在标而求之于标，有其在本而求之于本，有其在本而求之于标，有其在标而求之于本……知标本者，万举万当，不知标本，是谓妄行。"标本问题是一个相对概念，晁老认为，论治之时标本的选择，是根据辨证当时对标本的辨析，即是如何对待主要矛盾和矛盾的主要方面。《素问·标本病传论》提出"先热而后生中满者治其标""小大不利治其标，小大利治其本"，体现了重视脾胃和大小便通畅的思想。

晁老在治疗肺癌时，认为人体正气是本，邪气是标，正虚邪侵是发病的关键所在。疾病初期，若风邪犯肺，肺失宣肃，表现为阵咳，或干咳，或呛咳、气急、胸痛等症状，呈风邪致病特点，应以祛除风邪为本，采用疏风宣肺的治疗原则。疾病进展至中晚期后，患者多表现为虚实夹杂，正虚多为气虚、阴虚，实邪为痰、瘀、毒等，当以正虚为本，在养阴益气的基础上，佐以清热化痰、祛瘀解毒等治法。而肺病及肠，肺癌出现腑气不通时，应"急则治其标"，以宣肺通腑为治疗原则，而考虑肺癌发病的本质存在正虚，临床用药要根据患者情况选择适当的通腑力度，并配伍扶助正气的药物，防止邪祛而正衰。

3. 重视禀赋

《素问·五常政大论》曰："能毒者以厚药，不能毒者以薄药。"《素问·经脉别论》曰："诊病之道，观人勇怯、骨肉皮肤，能知其情，以为诊法也。"表明体质在疾病发生发展乃至治疗过程中具有重要作用。体质是人体在先后天多种因素作用下形成的一种稳定的特征，不同的体质，对疾病的易感性不同，感邪后表现不同，因而临床的辨证分析及处方用药有所差异。

对于肺癌患者，疾病的不同分型、病理分期、是否接受放化疗治疗等，以及患者自身的饮食偏嗜、情志起居等都会对体质产生影响，从而产生不同的证候表现。晁老认为，在肺癌的患病人群中，虽然展现出一定的共性，但具体至某个人而言，起病及疾病发生发展表现出个性特征。在西医与遗传因素有关，在中医与先天禀赋有关。在接诊此类患者时，应当注意询问患者既往史及生活习惯，同时也要注意把握患者西医病理分期、放化疗及有无手术情况，注意针对不同患者间的细微变化而做到有的放矢地调整处方，实现精细化个体化的治疗策略。

4. 用药连贯

晁老认为，中医从整体观念认识人体与疾病，反映在治疗上则表现为医理、治法、处方、用药相统一，即要做到论理畅达、治法精准、处方精练、用药考究。首先，论理畅达最重要的是结合患者实际，不可空谈论虚，执着己见，避免个人经验的局限性，即"当知天道有是理，不当曰理必如是也"。理论相对较易自洽，但不能陷入中医理论的"自娱自乐"中。在症状之外，应结合影像学检查、实验室检查等作为量化评价指标。随证立法，法随证变，药从法出，做到理法方药具有连贯性。

理法方药的有机结合，一方面要做到动态结合，一方面要做到相对稳定。肺癌病情复杂，短时用药即便方证相合亦未必即可见效。晁老强调，遣方用药应有恒心，不可一见用药无效，便孟浪调方，至少需要 2 周观察再做下一步考虑，这就是相对的不变。从治疗的全过程看，疾病证候在不断地演变，中间也会受到自然病程和重要节点事件的影响，而聚焦于患者的某个具体阶段，证候又是相对不变的。晁老认为，思路不可僵，遣方不可乱。相对不变的，除了证候，还有主症。肺癌最常见的主症为咳嗽，咳嗽虽然常见，但其病机并不简单，治疗过程中应当选择适当的方药，谨防出现药物不良反应。对于可能出现的副肿瘤综合征和癌症转移至他处所产生的病证表现，未必仍以咳嗽为主症，此时仍结合专病专药加以治疗。

5. 未病先防

对于肺癌患者，防重于治。早期低剂量螺旋 CT 是高危人群肺癌筛查的重要方法。年龄 ≥ 45 岁，有吸烟史、职业致癌物质暴露史、个人或家族肿瘤史的高危患者，是肺癌早期筛查的重要人群。孙思邈重视治未病，强调"消未起之患，治病之疾，医之于无事之前"。对于"治未病"思想，晁老总结三不原则：不因症状不著而掉以轻心，不因服药日久而擅自停药，不因未获近效而丧失信心。

对于肺癌患者，晁老建议定期体检，对于早期身体无明显不适症状，而影像学发现有肺结节者，应及时关注结节变化情况。若增长较快，或性质不良，怀疑恶性程度较高者，应及时西医确诊治疗。若结节考虑良性，暂不予手术治疗者，可服用晁老治疗肺结节的经验方益肺散结方治疗，再根据患者体质、病情等情况随证加减，多能控制良好，甚至使结节消失。除了定期体检外，晁老强调应避风寒、畅情志。因肺为娇脏，风邪犯肺，邪郁肺络，致肺络受损，不耐外邪，易受外感，对风、冷、异味等外界刺激敏感。肺气既伤，一身之气及津液代谢等功能失常，久之伤及脾肾，痰浊内生，瘀毒内阻，百病变生。肺在志为悲，五志过极可伤本脏，也可波及他脏。肺癌患者往往有较大的精神压力和经济负担，加之思虑伤脾，往往出现肺、脾、肝的气机不畅，贯穿肺癌发生发展的始终。因此，患者自我的心理建设和医生的心理疏导至关重要。未病先防思想体现在早期筛查，亦表现在脏腑气机的调理方面。

（三）治法方药

1. 养阴益气

养阴益气法是晁老治疗肺癌最为常用的治法，贯穿疾病治疗始终。具体而言，养阴益气有养肺气、脾气、肾气之别；养阴有养肺阴、养胃阴、养肾阴之别，同时也常用养阴清热之品。

晁老养阴益气常用太子参、麦冬、五味子、黄精、山茱萸，用于肺癌气阴两虚者。针对不同兼夹证候，肝阴不足用酸枣仁；肾阴不足兼有热者常用生地、女贞子；补肺阴清肺热亦有用北沙参者；阴虚伴有热象者多用玄参、知母、天花粉等。

太子参味甘、微苦，性平，归脾、肺经，具有补气健脾，生津润肺之效。《本草再新》载其"治气虚肺燥，补脾土，消水肿，化痰止渴"。其药性平和，补而不峻，适用于各种慢性病属气阴不足者。

麦冬味甘，性微寒，入肺、胃经，具有养阴润燥，清心除烦的功效。《名医别录》曰："微寒，无毒。主治身重目黄，心下支满，虚劳，客热，口干，燥渴，止呕吐，愈痿蹶，强阴，益精，消谷调中，保神，定肺气，安五脏，令人肥健，美颜色，有子。"晁老治疗肺阴亏虚者，多与杏仁相伍。

五味子性温，味酸、甘，归肺、心、肾经，功能收敛固涩，益气生津，补肾宁心。用于久嗽虚喘，自汗，盗汗，津伤口渴，短气脉虚，内热消渴，心悸失眠等。晁老常用五味子治疗咳嗽、气喘，收逆气而安肺，缓解咳嗽气急症状。对久嗽气喘，酸以敛气，甘可补气，双向调节，对于肺癌出现慢性咳嗽者尤为适用。

黄精味甘，性平，归脾、肺、肾经。养阴润肺，补脾益气，滋肾填精。《道藏神仙芝草经》曰："宽中益气，五脏调良，肌肉充盛，骨体坚强，其力倍……"《日华子》曰："补五劳七伤，助筋骨，止饥，耐寒暑，益脾胃，润心肺。"晁老认为黄精可以益气，还可以养阴。

山茱萸味酸、涩，微温，归肝、肾经，功能补益肝肾，涩精固脱。用于眩晕耳鸣，腰膝酸痛，阳痿遗精，遗尿尿频，崩漏带下，大汗虚脱，内热消渴。《神农本草经》:"味酸,平。主治心下邪气,寒热,温中,逐寒湿痹,去三虫。"晁老多用山茱萸配伍疏风宣肺之品治疗肺癌见风咳者。

2. 解毒散结

解毒散结则主以消解毒邪、祛除实邪为主。常用半枝莲、白花蛇舌草、浙贝母等,三药联用,可增强清热解毒散结之功。夏枯草亦具有散结消肿之功,多用于肺癌合并肝胆经病变患者。

半枝莲辛、苦,寒,入肺、肝、肾经,具有清热解毒,化瘀利尿之功。白花蛇舌草微苦、甘,寒,归心、肝、脾、大肠经,具有清热解毒,活血止痛,利尿消肿之功。二药均为常用的抗癌药,配伍使用,相互协同,清热解毒,利湿消痈,活血抗癌作用加强,晁老临床常用二药治疗肺癌。

晁老临床也常用浙贝母,浙贝母苦寒,归心肺经,具有清热化痰,宣肺止咳,散结消痈之功。《本经逢原》云:"贝母浙产者,治疝瘕喉痹乳痈,金疮风痉,一切痈疡,同苦参当归。治妊娠小便难,同青黛治人面恶疮。同连翘治项上结核。"皆取其开郁结、化痰、解毒之功也。晁老常用浙贝配伍知母用于阴虚肺燥;配伍杏仁治疗咳嗽上气。

3. 疏风宣肺

对于风邪犯肺,肺气失宣,治宜疏风宣肺。晁老认为,风药气轻质薄,上行外散,清扬透达,可顺肺气宣发之势,祛邪外出。临床常用炙麻黄、苏子、苏叶、杏仁、地龙、蝉蜕、紫菀、前胡、枇杷叶、百部、牛蒡子、白僵蚕、全蝎等疏利上焦之风邪。

炙麻黄味苦、辛,性温,具有疏风宣肺,散寒平喘之功。《本草经解》曰:"麻黄温以散皮毛之寒,则咳逆上气自平。"即所谓"肺欲散,急食辛以散之。"常配伍五味子,辛酸合用,散敛并举,一散一收,使麻黄不致辛散太多,五味子不易敛邪留弊。

苏子、苏叶并用,一主散风,一主降气,且苏子味辛,降中有散。杏仁味甘、苦,微温,归肺、大肠经,所谓"肺苦气上逆,急食苦以泻之"。《长沙药解》言:"降冲逆而开痹塞,泻壅阻而平喘嗽,消皮腠之浮肿,润肺肠之枯燥。"

地龙解痉平喘，舒缓气道，直击挛急之气道。麻黄配伍地龙，一温一寒，一宣一降，外散风邪，内柔息风，借地龙灵动走窜，助其疏散风邪。晁老总结，用虫类药有两点，一是患者常觉咽喉痒或气道痒，不能自抑，虫类药能祛风止痒；二是存在支气管痉挛时，虫类药能解痉。

蝉蜕甘凉轻透，体轻性浮，入肺、肝经，宣肺、平肝、定痉，祛风邪外出，又可平肝，与麻黄、地龙相伍，增加解痉之力。

紫菀味苦，性温，归肺经，化痰止咳，其性温而润，质润不燥。前胡味苦、辛、甘，性微寒，李中梓曰："前胡辛可畅肺，以解风寒；甘可悦脾，以理胸腹；苦能泻厥阴之火。"前胡、枇杷叶疏风宣肺，舒畅气道；苏子、杏仁、紫菀肃肺降逆，降气止咳，宣降同施，寒温并用，相反相成。

百部味甘、苦，归肺经，润肺止咳。牛蒡子疏散风热，清咽消肿。对于久病，或对外界刺激敏感者，常加僵蚕、全蝎、蜈蚣等加强疏风通络之力。同时，杏仁、紫菀有润肠通便作用，常用于胃肠腑实者。枇杷叶、苏叶和胃降逆，多用于中焦蕴滞者。

4. 健脾和胃

脾为后天之本、气血生化之源。脾所化生的水谷精微由肺之宣发布散作用输布全身。脾为生痰之源，肺为贮痰之器。晁老在治疗肺癌时，亦多从脾胃立法组方。临床常用平胃散加减，常用药为苍术、厚朴、陈皮及砂仁等。

苍术性温，味苦辛烈，香气浓郁，入脾胃两经，具有燥湿健脾、化湿解表、祛风湿和明目的功效。《神农本草经》载其"味苦，温。主治风寒湿痹、死肌、痉、疸，止汗，除热，消食"。晁老认为其能燥湿化痰，用治气阴两虚兼有湿浊阻遏中焦者。

厚朴味辛苦，性温，具有燥湿导滞、行气平喘之功。主要用于邪气阻滞中焦导致的脘腹胀痛或胸满气逆等咳喘病证。《日华子本草》曰："健脾，主反胃，霍乱转筋，冷热气，泻膀胱，泄五脏一切气，妇人产前产后腹脏不安，调关节，杀腹脏虫，除惊，去烦闷，明耳目。"晁老多配伍苍术以燥中焦之湿；配伍枳实以除腹胀。

陈皮辛、苦，温，归脾、肺经，具有行气健脾，降逆止呕，调中开胃，燥湿化痰之功。《本草纲目》言其"疗吐哕反胃嘈杂，时吐清水，痰痞，痰疟，大肠闭塞，妇人乳痈。入食疗，解鱼腥毒"。陈皮配苍术、厚朴、干姜，治疗湿浊中阻，脾胃虚寒证。陈皮配太子参补而不滞，治疗慢性肺部疾病。

砂仁味辛，性温，归脾、胃、肾经，行气调中，和胃，醒脾。辛散温通，芳香理气，偏行中下二焦之气滞，尤善理脾胃之气滞，为醒脾和胃之良药。《医林纂要》曰："润肾，补肝，补命门，和脾胃，开郁结。"晁老喜用平胃散加砂仁为主方治疗各种肺癌合并胃肠疾病者。砂仁辛散温通，在临证时，无论患者罹患何种疾病，凡见有中焦脾胃失和，气机不利，运化失司之症者，均可酌配治之。

5. 补肺益肾

肺癌病位在肺，患者初期易感风邪，肺失宣降，出现咳嗽、气喘等症状。风邪久恋，其性开泄，耗气伤阴，加之手术、放化疗等治疗的干预，患者正气愈虚，日久及肾。肺为肾之母，肺气既伤，肺阴既损，则肺布散津液功能失常，不能充养肾阴；肾阴为一身阴之本，肾阴亏虚，则不能滋养肺阴，导致肺肾两虚。晁老根据多年临床经验，制定了调补肺肾方，该方由西洋参、冬虫夏草、山茱萸、丹参、枸杞子、女贞子、淫羊藿、茯苓和白果组成。

西洋参苦寒，微甘，归心、肺、肾经，补气养阴，清火生津。《医学衷中参西录》论其"能补助气分，兼能补益血分，为其性凉而补。凡欲用人参而不受人参之温补者，皆可以此代之"。冬虫夏草甘温，归肾、肺经，益肾经，补肺气，既能补肾益肺，又能止血化痰，止咳平喘，多用于病后体虚不复，易感外邪者。

山茱萸酸，微温，归肝、肾经，《雷公炮制药性解》曰："山茱萸大补精血，故入少阴、厥阴，六味丸用之，取其补肾而不伤于热耳。"丹参气微寒，味苦，《本草经解》曰："积聚而至有形可谓之症，假物成形谓之瘕，其能破除之者，味苦下泄之力也。"久病入络，丹参亦可入血分，行血破瘀。

枸杞子、女贞子补肾益精，淫羊藿辛甘、温，归肝肾经，具有滋益精血，温补肝肾的功效。晁老认为其"甘温能补，味辛能散，补肾助肺，且能透散寒邪，最宜肺病"。女贞子、枸杞子与淫羊藿合用，有阴中求阳和阳中求阴之意。

茯苓味甘，气平，《本草经解》曰："茯苓味甘和脾，气平和肺，脾肺和平，七情调矣……久服茯苓，则肺清肃，故肝木和平，而魂神安养也。"茯苓亦能健脾，利水而不伤正，对于脾虚生痰湿者多用。

白果甘、苦，涩，《本草备要》曰："甘苦而温，性涩而收。熟食温肺益气，色白属金，故入肺。定痰哮，敛喘嗽，缩小便，止带浊；生食降痰解酒，消毒杀虫。"晁老多用其祛痰止咳。

四、验案精选

（一）肺占位性病变 5 个月案

晁某，男，56 岁，2018 年 12 月 5 日初诊。

主诉：发现肺占位性病变 5 个月。现病史：患者 5 个月前体检发现右下肺结节，大小 9.5mm×7.1mm，3 个月前行外科胸腔镜手术，切除右下肺，术后病理示：肺腺癌。术后患者咳嗽、气喘、胸闷，予西药抗炎平喘等治疗，后因胃部不适改服中药饮片（具体不详），均效果不佳。目前仍有咳嗽，少许白稠痰，咽稍痒，气短乏力，上楼有喘憋感，左上胸发紧，腹胀明显，纳眠可，大便头干后稀。舌淡红，边有齿痕，脉沉弦。

西医诊断：肺腺癌。

中医辨证：肺癌（风邪犯肺，脾胃失和）。

治法：疏风宣肺，止咳利咽，健脾和胃。

处方：杏仁 10g（后下），苏叶 12g（后下），炙杷叶 15g，蝉蜕 10g，地龙 10g，牛蒡子 15g，浙贝母 12g，太子参 15g，瓜蒌 20g，薤白 10g，蜜百部 10g，苍术 12g，厚朴 10g，陈皮 15g，莱菔子 10g，生甘草 10g。28 剂，水煎服，日 1 剂，早晚分服。

二诊（2019 年 1 月 2 日）：患者服药后咳嗽较前稍有减轻，仍有少量白黏痰，咽部发痒症状消失，乏力、腹胀症状较前改善。舌淡暗，苔薄白，脉沉弦。

治法：疏风宣肺，解毒散结。

处方：杏仁10g（后下），苏叶12g（后下），炙杷叶15g，蝉蜕10g，地龙10g，牛蒡子15g，浙贝母12g，瓜蒌20g，薤白10g，蜜百部10g，陈皮15g，太子参15g，玫瑰花15g，干姜6g，半枝莲25g，白花蛇舌草25g，生甘草10g。28剂，水煎服，日1剂，早晚分服。

三诊（2019年1月30日）：患者服药后咳嗽、咳痰消失，乏力改善，偶有口渴，舌淡红，边有齿痕，苔白稍腻，脉沉弦。予原思路巩固疗效。

处方：杏仁10g（后下），苏叶12g（后下），炙杷叶15g，蝉蜕10g，地龙10g，牛蒡子15g，浙贝母12g，薤白10g，蜜百部10g，陈皮15g，太子参15g，玫瑰花15g，炒山药15g，干姜10g，葛根25g，生甘草10g。28剂，水煎服，日1剂，早晚分服。

按：患者为中老年男性，慢性病程，因体检发现肺部结节，手术后诊断为肺腺癌。《素问·阴阳应象大论》曰："年四十，而阴气自半。"随年龄增长，人体肾气渐衰，加之手术损伤正气，正虚邪易侵。肺处上焦，主气、司呼吸，风为百病之长，其性开泄，患者术后正虚，卫外功能不足，加之失于调养，易致风邪侵犯，肺失宣肃，出现咽痒、咳嗽、气喘、胸闷等症状。予西药抗炎平喘等药物治疗后脾胃功能受损，出现腹胀等症状。风邪犯肺，肺气亏虚，出现气短乏力，上楼有喘憋感等症状。结合舌淡红，边有齿痕，脉弦，辨证为风邪犯肺，脾胃失和，予杏仁、苏叶、炙杷叶宣肺止咳，地龙散风解痉，蝉蜕、牛蒡子解毒利咽，浙贝母、莱菔子清热化痰，瓜蒌、薤白宽胸理气，苍术、厚朴健脾和胃，陈皮理气和中，太子参调补肺脾。服药后患者咳嗽较前稍有减轻，乏力、腹胀症状较前改善。继予疏风宣肺，解毒散结。二诊加玫瑰花疏肝理气，干姜温中焦、祛寒饮，半枝莲和白花蛇舌草清热解毒，散瘀消肿，加强抗癌作用。三诊后患者诸症缓解，继续予前法治疗，考虑患者已行手术治疗，暂去掉半枝莲、白花蛇舌草，患者偶有口渴，加用山药补益肺脾，葛根解热生津。纵观疾病诊治过程，患者肺癌术后出现咳嗽、气喘、胸闷、腹胀等症状，辨证风邪犯肺，予疏风宣肺，止咳利咽，健脾和胃之法治疗，外邪祛，正气复，诸症缓解。

（选自晁恩祥国际医疗部门诊病案）

（二）化疗后气短案

赵某，女，53岁，2019年11月27日初诊。

主诉：咳嗽1年，化疗后气短2月余。现病史：1年余前咳嗽，无痰，未予特殊诊治。于2019年行胸部CT发现右肺上叶2个结节，手术后病理回报肺腺癌，已行相关手术切除。2019年9月16日复查胸部CT示：右肺术后，双肺纤维灶，右侧胸膜增厚，双肺小结节，已行培美曲塞+卡铂化疗4次，口服左非替尼3个月（2019年6月～2019年9月），厄洛替尼14天（EGFR19阳性）。目前症见：晨起咯痰以白痰为主，偶有黄痰，气短，活动加重，走路快则胸闷，汗出明显，双手发麻间断出现，偶有头晕，心慌，寐差。舌质淡，苔薄白，脉细。既往有高血压史1年，最高时170/110mmHg，血压高时易出现心慌。化疗时肝功受损，ALT 140～150 U/L。否认药敏。

西医诊断：肺腺癌。

中医辨证：肺癌（气阴不足，热毒蕴结）。

治法：养阴益气，清热泻火，解毒散结。

处方：太子参15g，麦冬15g，五味子10g，黄精15g，山萸肉10g，黄芩12g，鱼腥草25g，金荞麦25g，橘红12g，半枝莲25g，白花蛇舌草25g，酸枣仁25g，葛根25g，枇杷叶15g，百部10g，生甘草10g。28剂，水煎服，日1剂，早晚分服。

二诊（2019年12月18日）：患者诉气短，心慌，寐差，口干口渴，偶有便溏。舌质淡，苔薄白，脉细。

治法：养阴益气，解毒散结，疏肝安神。

处方：太子参25g，麦冬15g，五味子10g，黄精15g，山萸肉10g，黄芩12g，金荞麦25g，橘红12g，半枝莲25g，白花蛇舌草25g，酸枣仁25g，枇杷叶15g，蜜百部10g，远志15g，柏子仁15g，炙甘草10g。28剂，水煎服，日1剂，早晚分服。

三诊（2020年1月15日）：患者诉时有咳嗽，咳少量白痰，腹胀，余症同前。舌质淡，苔薄白，脉细。

治法：养阴益气，解毒散结，消痰止咳。

处方：太子参25g，麦冬15g，五味子10g，黄精15g，山萸肉10g，黄芩12g，金荞麦25g，橘红12g，莱菔子10g，半枝莲25g，白花蛇舌草25g，酸枣仁25g，枇杷叶15g，白果10g，远志15g，柏子仁15g，炙甘草10g。28剂，水煎服，日1剂，早晚分服。

按：患者为中年女性，正气渐衰，禀赋异常，积毒渐生，肺中积毒阻滞气机，肺气上逆，发为咳嗽、无痰。后经放化疗治疗，正气愈损。肺气不足，则气短，走路快则胸闷；表虚不固，则自汗，活动后加重。脾虚失于健运，津液不归正化，留聚生痰。脾虚不能化生水谷精微，肺虚不纳清气，宗气失充，气阴两虚，不能营润四末，则双手发麻；心血不足，心神不安则心慌，头晕。舌质淡，苔薄白，脉细，俱为气阴两虚之征。病性属本虚标实。故治以养阴益气，清热泻火，解毒散结。方予太子参、麦冬养阴生津润燥，合黄精健脾补肾生津；酸枣仁养阴柔肝安神；五味子、山茱萸敛肺滋肾；黄芩、鱼腥草、金荞麦清热解毒；半枝莲、白花蛇舌草解毒散结；枇杷叶降气化痰止咳；蜜百部清肺止咳；橘红行气；葛根升津止渴；生甘草调和诸药，兼有清热之功。二诊：生甘草换为炙甘草，增加和中健脾之力；加远志、柏子仁以疏肝安神；去葛根，太子参提升用量至25g，增强养阴生津力度；去鱼腥草减其清热解毒之力。三诊：去蜜百部，加白果、莱菔子行气止咳消痰。后随访患者诉咳嗽好转，腹胀减轻。此例患者以化疗后气短乏力来诊，治疗主以养阴益气，解毒散结。针对不同阶段患者所表现的症状不同，则立法不同，或清热解毒散结，或疏肝安神，或消痰止咳，证明了识证过程中有"常"有"变"，应结合患者实际灵活应用。

（选自晁恩祥国际医疗部门诊病案）

（三）肺癌化疗后间断发热案

苏某，女，65岁，2020年9月2日初诊。

主诉：发现右颈部肿块 9 个月，肺癌化疗后 7 个月，间断发热 3 个月。

现病史：患者 9 个月前无明显诱因发现右颈部肿物，大小约 5cm×5cm，质软，无压痛，活动度差，未予重视。7 个月前因咳嗽、咯痰就诊于外院，查胸部 CT 示：右肺上叶前段占位性病变，病理提示腺癌；PET-CT 结果：考虑恶性病变（肺癌），伴双肺及淋巴结多发转移。诊断为"肺腺癌"，于 2020 年 3 月 3 日、3 月 25 日、4 月 20 日、5 月 14 日行四周期化疗（具体药物不详），6 月 12 日行第五周期化疗（白蛋白紫杉醇 300mg+ 阿帕替尼 250mg），并口服哌铂西利 100mg/d。第五周期化疗后出现低热，时间多在午后，体温最高 38℃，伴寒战、肌肉酸痛，右肩胛区疼痛，偶感恶心，每天午后服用乐松 1 片退热、缓解疼痛。7 月 8 日行第六周期化疗（白蛋白紫杉醇 300mg+ 卡铂 500mg），期间仍间断发热。8 月 3 日因低热不退，就诊于我院，查血常规提示白细胞总数 13.56×10⁹/L、中性粒细胞总数 11.66×10⁹/L、全血降钙素原 0.24ng/mL、快速 C 反应蛋白＞200mg/L，考虑"肺部感染"，先后予舒普深（注射用头孢哌酮钠舒巴坦钠）、拜复乐（盐酸莫西沙星氯化钠注射液）、特治星（注射用哌拉西林钠他唑巴坦钠）、泰能（注射用亚胺培南西司他丁钠）、稳可信（注射用盐酸万古霉素）、赛美维（注射用更昔洛韦）、威凡（注射用伏立康唑）、泰得欣（注射用头孢他啶）、可乐必妥（注射用左氧氟沙星）等抗感染治疗，同时予化痰、止痛、补钾、利尿、护胃、补充蛋白、纠正贫血、调节免疫等对症治疗，体温仍波动在 37.2～38.5℃。出院后仍间断出现低热，最高体温 38℃。既往患类风湿性关节炎 20 年余，甲状腺功能减退 8 年余，高血压病 6 年余。刻下症见：精神欠佳，面色晦暗，神疲乏力，气短懒言，偶有咳嗽咯痰，痰色黄、量少，纳差口干，大便四五日一行，小便尚可，眠欠安，舌淡苔薄，脉沉细数。西医诊断：右肺腺癌，癌性发热，肺内多发转移，多发淋巴结转移。

西医诊断：肺腺癌。

中医辨证：肺癌（气阴两虚，热毒蕴结）。

治法：养阴益气，降气平喘，解毒散结。

处方：太子参15g，麦冬15g，五味子10g，黄精15g，山萸肉10g，紫苏子12g，地龙10g，白果10g，青蒿15g（后下），黄芩12g，鱼腥草25g（后下），金荞麦25g，半枝莲25g，白花蛇舌草25g，连翘12g，生甘草10g。14剂，每日1剂，水煎分早晚两次口服。

二诊（2020年9月16日）：服药后患者颈部淋巴结较前缩小，大小约3.5cm×3.5cm，质变软。午后体温波动在37.1～37.5℃，需口服洛索洛芬钠片60mg退热。大便较前通畅，1～2日一行，仍有咳嗽，痰黄白相间，口干、纳差无味，后背痛，乏力，眠稍安，舌淡苔薄，脉沉细数。治法不变，初诊方加银柴胡12g，地骨皮12g，夏枯草8g，连翘改为15g。14剂，煎服法同上。

三诊（2020年9月30日）：服药后精神状态好转，自觉言语有力，食欲较前改善，进食量增加。午后最高体温37.3℃，隔天口服洛索洛芬钠片30mg。颈部淋巴结较前缩小，大小约2.5cm×2.5cm，咳嗽咯痰频次减少，痰以白色为主、不易咳出，眠可，小便常，舌淡白，苔薄，脉细数。在养阴益气、解毒散结基础上加强化积消滞之效。处方在二诊方基础上，减银柴胡、地骨皮，加化橘红15g，炒麦芽25g，炒谷芽25g，焦山楂12g。14剂，煎服法同上。

三诊后将患者复诊时间调至间隔1个月，复诊2次后，患者精神状态良好，体温降至37.3℃以下，洛索洛芬钠片逐渐减停，咳嗽咳痰症状明显缓解，纳可眠安，大便1～2日一行，小便正常。

按：患者为老年女性，慢性病程，诊断为右肺腺癌，癌性发热，肺内多发转移，多发淋巴结转移。于外院行五周期化疗后出现持续低热，经多种抗感染药物治疗无效后就诊于晁老师门诊。患者肺部肿瘤多发转移，化疗后气阴两伤，阴不敛阳，加之患者病程日久，正气亏虚，虚阳浮越，出现乏力纳差、气短懒言、持续低热等阴虚表现。诊断为气阴两虚，热毒蕴结证，治法为养阴益气，降气平喘，解毒散结。方以生脉散为主养阴益气，其中太子参补肺健脾，清热滋阴；麦冬滋阴生津而清心肺；五味子敛心肺耗散之气；配伍黄精养阴，滋肾填精；山萸肉补益肝肾，涩精固脱；白果敛肺气；紫苏子降肺气，止咳平喘；地龙平喘通络；半枝莲、白花蛇舌草、金荞麦和连翘清热解毒，消肿散结；黄芩、鱼腥草清热化痰；青蒿除虚热；甘草化痰止咳。14 剂后患者颈部淋巴结缩小，午后最高体温由 38℃ 下降至 37.5℃，仍需口服洛索洛芬钠片 60mg 退热。二诊治法不变，在初诊方基础上增强清虚热和散结力度，加银柴胡和地骨皮清伏火、退虚热，加夏枯草并将连翘剂量增至 15g 以增强散结功效。三诊患者精神好转，午后最高体温 37.3℃，隔天口服洛索洛芬钠片 30mg，食欲较前好转，进食量增加，故在养阴益气、解毒散结基础上加强化积消滞之效，去银柴胡和地骨皮，加用化橘红、炒麦芽、炒谷芽和焦山楂。其后复诊 2 次，患者精神状态良好，体温降至正常。

（选自《晁恩祥运用养阴益气法治疗肺癌发热经验》）

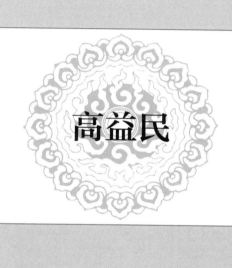

高益民

一、医家简介

高益民（1932—　　），男，河南商丘人。首都医科大学中医药学院教授、主任医师、博士研究生导师，第三、第五批全国老中医药专家学术经验继承工作指导老师，首都国医名师，国家科技进步奖一等奖获得者。从事中医临床工作 60 多年，积累了丰富的经验，擅长肿瘤等疑难杂病、危急重症的中西医结合治疗等。主编《高益民老中医临证经验集》《高益民医论集萃》《现代名中医类案》《健康与亚健康新说》《人体的火》等，执笔《赵炳南临床经验集》《刘奉五妇科经验》《关幼波临床经验选》等 20 余部著作，发表学术论文 100 余篇。

二、学术观点

（一）中西医结合提高治疗效果

高益民教授提倡中西医结合治疗肺癌，认为这样才能达到最佳治疗效果，使患者受益最大。他的这一观点，最初来源于某西医知名专家学习中医并经过半年多中医医院肿瘤科实习后所谈的感受，该专家说："我亲眼看到的结果是，单纯的中药和单纯的西药，都不如中加西药的临床效果好。"这句话给高教授留下了深刻的印象，他通过 60 余年治疗肿瘤的临床实践，更确切地体会出这一观点的正确性。

高教授认为，治疗肺癌需要分析患者所处疾病阶段，根据该阶段的病情特点采取中西医结合之法。如肺癌早期，应尽早采取手术切除癌肿，可在术前、术后配合服用中药治疗，一方面可促进机体尽快恢复，另一方面可防止肿瘤微小残留造成疾病复发；肺癌中期，多采取手术、放化疗、靶向药等治疗手段，此时应积极配合中药治疗，一方面能促进机体恢复，另一方面能有效减轻放化疗、靶向药的毒副作用，提高患者生活质量，帮助其顺利完成治疗疗程，此外还可防止肿瘤转移复发；肺癌晚期，由于患者多伴有体质虚弱、肿瘤转移等复杂情况，已失去手术、放化疗等机会，西医主要是对症治疗，这时应以中医药辨证治疗为主，可提高患者生存质量，延长生存时间。

（二）善于辨病机，抓主症，病证结合

高益民教授认为，肺癌有其特定的发生、发展、演变规律，但同时也受患者体质状况、疾病分期、治疗过程等因素的影响，因此每个患者的临床表现不尽相同。治疗肺癌，应辨病与辨证相结合。辨病治疗，就是要熟悉肺癌发病的病因、病机、证候演变规律，以病机为抓手，辨清病机才能不离治疗的大方向；辨证治疗，就是要结合患者的病情、治疗情况、病症表现等，在辨病机基础上，针对主症来施治，才能有的放矢。

对于肺癌的病因病机，高教授认为其发病多与吸烟（一手烟、二手烟）、厨房烟雾、雾霾等空气污染有密切关系。上述致病邪气经口鼻、咽喉进入肺系，影响肺气宣降、通调水道、朝百脉等生理功能，导致气、血、津运行失常，造成气滞、血瘀、痰浊内生。这些病理产物停留肺系日久，可相互影响而损伤正气，造成肺气、肺阴虚损；另一方面又可化热蕴毒，诸邪胶结凝聚而形成有形肿块。若邪气流注经络、骨骼，则表现为肺癌转移症状。因此，气阴两虚，痰瘀浊毒结聚是肺癌的基本病机。针对该病机，应以益气养阴，化痰活血，解毒散结为肺癌的治疗大法。

高教授认为，治疗肺癌在采用上述治疗大法的基础上，还需结合疾病不同阶段的病机特点，正确处理好扶正与祛邪的辨证关系。如肺癌早期患者，经手术治疗后，主要病邪虽已去除，但外科手术属"金刃"所伤，可造成气血（阴）大伤。因此气血（阴）两虚为该阶段的主要病机，治疗应着重益气养血（阴）扶正，促进机体尽快恢复，可适当佐以祛邪，以防止病情复发。肺癌中期患者，多经历手术、放化疗、靶向药等多种治疗。患者在术后气血（阴）两虚的基础上，又加上放疗之热毒耗气伤阴，化疗及靶向治疗之药毒损耗气血，正气亏虚更加明显。因此，这一阶段应重点扶助正气，同时需结合不同系统的不良反应情况辨证施治。如出现骨髓抑制者，应健脾补

肾，益髓生血；出现恶心呕吐、泄泻便溏等胃肠道反应者，要健脾止泻，和胃降逆；出现手足麻木等神经系统症状者，应益气养血，活血通络等；出现咳嗽、咳痰等放射性肺炎者，应清热润肺，化痰止咳。肺癌晚期患者，多采取保守治疗，此阶段患者既存在正虚，又有邪毒凝聚，属虚实夹杂证，治疗应扶正与祛邪兼顾。

（三）主张中药伴随治疗，以"人瘤共存"为目标

高教授认为，癌症患者由于体质方面属于肿瘤易发人群，所以一旦发现肿瘤，就应该使用中西医结合的办法进行全面干预。因为中医药在癌症非手术治疗方面有其独特之处，因此他强调这样的患者应该采用"中药伴随治疗"，以防止肿瘤复发、转移。对于那些肿瘤已发生转移或年老体弱已不适宜手术或放化疗的患者，高教授建议应以中药扶正兼祛邪治疗为主，更应当采用"中药终身伴随治疗"的方案，以达到"人瘤长期共存"的目标。

（四）重视毒邪致病

高益民教授非常重视毒邪在肺癌发病中的作用。他认为肺癌癌肿的形成与体内至阴之毒凝聚密切相关。正常情况下，"阳化气，阴成形"。若机体正气亏虚，阴阳失调，则气滞、血瘀、停痰留饮等阴邪就会凝聚胶结成形而成为至阴之毒。现代中医病因学认为毒邪是指生物、物理、化学因素或内源性代谢产物作用于机体，致使机体出现病理变化，脏腑功能失调，阴阳气血功能紊乱而导致疾病发生发展的致病因素。其中生物类毒邪指各种微生物，如细菌、病毒等；物理化学类毒邪指广泛存在于自然界中的各种物质，如紫外线、黄曲霉毒素、农药、各种药物、放射性元素、各种毒气等；内源性毒邪指在疾病发生发展过程中所产生的病理产物，如热毒、痰湿、瘀血、寒毒、肿块等。高教授所提"至阴之毒"主要指内源性毒邪，即人体内生之毒。认识清楚毒邪与肺癌发病病机的关系，治疗大法就能明确。高教授认为，治疗肺癌首先应扶正固本，在此基础上要调节阴阳平衡，同时还要针对毒邪施以解毒之法，具体有清热解毒、利湿解毒、化痰解毒、活血解毒、温阳解毒等

治法。

（五）注重从气血辨治

气血辨证是中医辨证方法之一，临床运用比较广泛。施今墨曾提出"十纲辨证"新说，认为八纲辨证并不完善，气血为人身之物质基础，外感或内伤病证无不侵及气血，应将气血辨证补充到八纲辨证中，即以阴阳为总纲，表、里、虚、实、寒、热、气、血为八纲。关幼波在临床上也突出强调气血辨证，倡导"十纲辨证"说，认为疾病发生的根本原因在于气血，提出"审证必求因，当在气血寻"；在疾病发生发展演变过程中，邪正盛衰消长、阴阳失衡、升降出入失常的基本病机均离不开气血失调；八纲辨证必须结合气血辨证，才能全面概括分析病位之表里、病势之邪正盛衰、病性之寒热虚实；临床辨证应以八纲合气血辨证为总原则，并结合脏腑辨证才完整。高教授在研习施今墨学术经验，并跟随关幼波临证学习过程中，吸收了两位医家重视气血的学术观点，认为"气血不和，百病丛生"，从气血来辨治疾病是临床的重要方法。

高教授认为肺癌属中医"癥瘕"的范畴，其形成多因机体正气虚弱，导致气滞、血瘀、痰湿诸邪结聚，化而成毒，其病乃气血同病，属本虚标实证。治疗应当从调理气血入手，一方面培补正气，滋养阴血以固本；另一方面要理气活血，化痰散结，清热解毒以祛邪，最终以达到"人瘤长期共存"为目标。另外，高教授认为临证处方时依据肺癌患者的具体临床表现，结合脏腑辨证来调理气血，将更有针对性。此外，对于调理气血，高教授还提出了"气以行为补，血以活为补""升中寓补"的原则和方法，对临床很有指导意义。

1. 气以行为补，血以活为补

气和血是构成和维持人体生命活动的基本物质。气具有推动、调控、温煦、防御、固摄、气化、中介等功能；血具有濡养全身和化神的功能。人体之气只有流行全身，内至五脏六腑，外达筋骨皮毛，才能不断发挥其生理功能，推动和激发人体各种功能活动，并维持生命。血生成后要循脉流布于全身，才能发挥营养人体周身的作用。因此，气血要正常发挥各自的生理功能，一方面其本身的量要充足，另一方面其运行要正常。若任何一方面出现异常，都将影响气血生理功能的正常发挥。高教授认为，当气血的量不足时，在补气补血的同时稍佐行气活血之药，可大大提高补气补血的功效，此为"气以行为补，血以活为补"的用意之一。此外，临床上常见某些患者整体气血并无明显量的不足，但却表现出某些局部气血功能比较虚弱的症状。此乃局部气血运行不畅，不能到达病所发挥功能所致，故而表现出局部气血不足的症状。治疗应以行气活血为主，让郁滞在局部的气血流动起来，才能有效发挥气血的功能，改善局部气血不足的状态，此为"气以行为补，血以活为补"这一治则的用意之二。

2. 升中寓补

高教授临床上治疗气虚证，喜欢在党参、太子参、黄芪、白术、茯苓、甘草等补气药的基础上加葛根、升麻等药。他认为"脾宜升则健"，若脾虚中气下陷，清阳不升，则可出现头晕、倦怠乏力、纳少、便溏、小腹坠胀等症状，治疗时在补气基础上酌加具有升举阳气、升提清阳作用的中药，可大大提高补气的效果，此即"升中寓补"，是高教授对补气法的发挥。

高教授"升中寓补"的提法主要来源于补中益气汤的用药启示。该方采用少量升麻、柴胡为使药，取其升浮发表之性，目的是引人参、黄芪、白术、甘草等补气药上升共达益气升陷的目的。对此，《名医方论》云："补中之剂，得发表之品而中自安，益气之剂赖清气之品而益气倍增，此用药有相须之妙也。"可见升提药与补气药具有协同作用，可使清气充足而上升，适用于中气不足、清阳不升、中气下陷等病症。后世方剂如举元煎（《景岳全书》）、升陷汤（《医学衷中参西录》）等也具有益气升陷之功，均是仿补中益气汤之升提立意而组方的。目前临床上具有升举阳气、升提清阳作用的中药主要有柴胡、葛根、升麻等。柴胡性微寒，味苦、辛，归心包络、肝、三焦、胆经，有和解退热、疏肝解郁、升举阳气的作用。升麻性微寒，味甘、辛，归脾、胃、肺、大肠经，有发表透疹、清热解毒、升阳举陷之功。张元素曾说："升麻，气平，味微苦，足阳明胃、足太阴脾引经药。若补其脾胃，非此为引不能补。"葛根性凉,味甘、辛,归脾、胃经,有发表解肌,升阳透疹,解热生津之功效。

三、临床特色

(一)把握"正虚"与"邪实"关系,创制肿瘤治疗基本方

高益民教授主张在肿瘤治疗中一定要把握"正虚"与"邪实"两方面关系,始终贯彻"扶正祛邪"的治疗原则。他经多年临床实践创制了治疗肿瘤的基本方——"益气解毒抑瘤方"。

组成:黄芪 30g,炒白术 10g,茯苓 10g,薏苡仁 10g,重楼 10g,白屈菜 10g,白花蛇舌草 10g,仙鹤草 30g。

功效:健脾益气,解毒抑瘤。

主治:脾虚气弱,毒热积聚,见有倦怠乏力,食纳不佳,气短,心悸,烦躁,口干,失眠等。

方解:黄芪为君,补益脾肺之气;炒白术、重楼为臣,助黄芪益脾肺之气,又清热解毒、消肿定痛;茯苓、薏苡仁、白屈菜、白花蛇舌草同为佐药,茯苓健脾利湿,薏苡仁清热利湿,白屈菜止咳镇痛、解毒利尿,白花蛇舌草清热利湿、消肿解毒;仙鹤草为使药,有补虚强壮的功效。八味药配合健脾益气、清热解毒。

加减:高教授治疗肺癌时,常以益气解毒抑瘤方作为基础方,结合肺癌的病证特点进行加减化裁。如肺阴虚津亏者,多选用北沙参、麦冬、生地、玄参、石斛、百合等;痰热较重者,加金荞麦、鱼腥草、黄芩、桑白皮、瓜蒌、浙贝母等;咳嗽气逆较重者,加紫菀、款冬花、前胡、枇杷叶、苏子、桔梗、杏仁等;其他具有清热解毒作用又有抑瘤作用的半枝莲、龙葵、冬凌草、连翘等中药也常加减使用。

（二）结合肺系生理特点，综合运用治肺七法

宣发肃降是肺最重要的生理特性。这一特性是肺发挥主气司呼吸、通调水道、朝百脉等生理功能的基础。邪气停留于肺，若影响了肺气宣降，可出现胸闷、咳嗽、气喘等肺气壅滞或肺气上逆症状；若影响肺通调水道，可导致津液停留而凝炼成痰，痰浊内阻又会加重肺气壅滞；若影响肺朝百脉，可致血行不畅而肺络瘀阻，瘀血内停又可进一步加重气滞和痰阻。高益民教授认为中医治疗肺癌，在扶正祛邪治疗肿瘤这一原则的基础上，还应结合肺的生理特点来调肺治肺。在立法上，他继承了施今墨、关幼波老中医治疗咳喘的经验。如施老治咳喜用宣、降、润、收四法。关老治咳喘喜欢采用解表、宣肺、肃降、清热、养阴、活血、化痰、利咽等法。高教授研习两位先辈的临床经验，对其加以补充发挥，临证时常根据患者的具体表现，综合运用宣肺、降肺、清肺、泻肺、补肺、敛肺、润肺七法，以使宣降得复，痰热得除，气阴得复。

1. 宣肺

主要针对肺气不宣的病机。多因外邪束肺，造成肺失宣发，可见呼吸不畅、胸闷咳喘、鼻塞喷嚏、恶寒无汗等。常用宣肺药，主要有炙麻黄、桔梗等。

2. 降肺

主要针对肺失肃降的病机。多因邪气停肺，影响肺气肃降而见呼吸短促、喘息咳痰等。常用降肺药，主要有杏仁、紫菀、苏子、前胡、枇杷叶等。

3. 清肺

主要针对热邪犯肺的病机。多因外感热邪或其他邪气化热所致，可见咽痛、鼻流黄涕、咳嗽痰黄、口干口渴等。常用清肺药，主要有桑叶、黄芩、浙贝母等。

4. 泻肺

主要针对邪热壅肺的病机。多因邪热过盛，壅阻于肺所致，可见咳嗽气

急、咳黄黏痰、咽喉肿痛、鼻塞黄涕、大便干结等。常用泻肺药，主要有桑白皮、金荞麦、鱼腥草、瓜蒌等。

5. 补肺

主要针对肺气虚损的病机。多因久病或年老体衰，正气虚损所致，可见气短乏力、声低懒言、喘息、咳声低微、汗出、易感冒等。常用补肺药，主要有黄芪、白术、太子参、甘草等。

6. 敛肺

主要针对肺气不敛的病机。多因久咳伤肺，造成肺气不收而见久咳不止，或频频阵发性痉挛性咳嗽等。常用敛肺药，主要有白芍、五味子、白果等。

7. 润肺

主要针对肺阴不足的病机。多因邪热伤阴，造成肺失濡润而见干咳无痰，或痰少难咯等。常用润肺药，主要有百合、北沙参、川贝母、麦冬、石斛、玄参等。

（三）注重分阶段辨治用药

对于肺癌患者，高益民教授主要依据其近期是否有手术史、放化疗史等，结合具体病情及临床表现分阶段辨治用药。

1. 术后恢复期

肿瘤是正气亏虚，脏腑功能失调，邪毒凝聚所致。已通过手术切除肿瘤者，高教授认为邪毒虽大部分去除，但手术时机体为金刃所伤，加之术中失血，患者已受损的正气又被进一步耗伤，故临床多表现为气阴两虚、气血两虚、脾肾两虚等证。治疗应扶正固本为主，辨别气、血、阴、阳及脏腑定位，分别施以益气、养血、养阴、健脾、补肾等治法。通过培补正气、调理气血，可有效改善患者神疲乏力、易感、纳少、头晕、心悸、失眠、烦热、口干口渴、便干、腰酸腿软、下肢无力、尿频等症状，有利病体恢复。而补益机体正气，又有利于祛除或抑制体内残留的邪毒。此外，高教授认为肿瘤术后患者的治疗，除了扶正固本、调理气血促进机体恢复之外，还应防止微量残余的肿瘤细胞通过血行播散种植，因此要适当配合活血化瘀，清热解毒等治法，以达到预防肿瘤复发、转移的作用。

这一阶段常用中药：黄芪、白术、茯苓、甘草、仙鹤草、泽泻，可补气健脾，利湿泻浊；当归、丹参、白芍，可养血活血；葛根、升麻、柴胡、陈皮、防风，可调理全身气机；黄芩、白屈菜、重楼，可清热解毒散结。

2. 放化疗期

放化疗毒副作用较大，患者接受治疗后可出现各种不良反应，常见如恶心、呕吐、食欲不振、腹痛、腹泻、口腔溃疡等消化系统反应；血细胞减少、易感染等血液及免疫系统反应；感觉异常、肢端麻木、头痛、焦虑等神经系统反应；心慌心悸、胸闷等循环系统反应；闭经等内分泌系统反应等。高教授认为对于接受放化疗患者的中药治疗，应以减毒增效为主要目标，通过调理后天脾胃、调理气血、养护阴津以扶助机体正气，改善放化疗副作用，使患者顺利完成放化疗疗程。与术后恢复期相比，本阶段侧重于开胃和养阴。

这一阶段常用药：黄芪、白术、茯苓、甘草、葛根、升麻、仙鹤草健脾益气，升阳止泻；柴胡、陈皮、防风疏肝理气；鸡内金消食开胃；北沙参养阴润肺生津；当归、丹参、白芍养血活血；白屈菜、重楼、黄芩清热解毒。

3. 保守治疗期

采取保守治疗的肿瘤患者，有的为肿瘤晚期丧失手术机会而不能手术者；有的因年龄、身体状况、经济条件、家庭情况、思想认识等原因而拒绝手术者；有的既往曾有肿瘤手术或放化疗史，但近期又出现复发转移者。高教授认为这些患者多正虚明显而邪毒内盛，治疗时应以提高患者生活质量，延长生存时间，带瘤生存为主要目标，可采取益气养血、健脾和胃、宁心安神、培补脾肾等扶正固本之法，同时配合活血、解毒、散结等抗癌之法。与放化疗期相比，本阶段侧重于解毒散结。

这一阶段常用药：黄芪、白术、茯苓、甘草、葛根健脾益气；柴胡、陈皮、鸡内金理气消食和胃；当归、丹参、白芍养血活血；白屈菜、金荞麦、龙葵、黄芩清热解毒。

四、验案精选

（一）肺癌保守治疗案

刘某，男，87岁，公务员，2003年4月1日初诊。

主诉：低热、干咳2周余。现病史：患者因咽喉不适，干咳，低热住院治疗。2003年2月27日在某医院行胸部CT检查示：右肺上叶小结节影，中叶外段小斑片影，右肺下叶前外侧区有小片状玻璃状影，右肺门血管旁有淋巴结肿大，考虑为肺癌淋巴转移、肺炎。因年龄较大，家属不同意手术，请中医会诊。既往有冠心病史。刻下症见：发热已退，干咳不止，咽喉不适，口不渴，食纳量少，大便正常，小便量少，尿频数。舌质黯，边有瘀斑，苔薄白。脉细弱。

西医诊断：肺癌，肺炎恢复期。

中医辨证：肺积（气阴两虚，肺热络瘀）。

治法：益气养阴，宣肺清热，活血通络。

处方：北沙参15g，麦冬10g，黄芪15g，白术10g，红花10g，丹皮10g，赤芍10g，丹参10g，桔梗10g，鱼腥草10g，土茯苓15g，甘草6g，白花蛇舌草10g，7剂，水煎服。

二诊（2003年4月8日）：药后咳嗽消失，咽喉不适缓解。综上法加强清热润肺之力。

处方：北沙参15g，黄芪15g，炒白术10g，桔梗10g，鱼腥草10g，土茯苓15g，白花蛇舌草10g，金荞麦10g，百合10g，川贝母10g，黄芩10g，甘草6g，7剂，水煎服。

三诊（2003年4月22日）：昨日明显头昏，住院治疗，呼吸道无明显症状。上方继服14剂。

四诊（2003年11月11日）：守上方服药至今。CT复查，与7月23日比较：右中叶外段小斑片影，上叶小结节影，较前未见变化，纵隔淋巴结不大，未见胸水。

处方：黄芪 15g，炒白术 10g，北沙参 15g，麦冬 10g，鱼腥草 10g，黄芩 10g，紫菀 10g，百合 10g，川贝母 10g，桔梗 10g，丹参 10g，红花 10g，赤芍 10g，仙鹤草 30g，白花蛇舌草 15g，土茯苓 15g，白屈菜 10g，重楼 10g，金荞麦 15g，藕节 30g，三七粉 3g，甘草 6g，14 剂，共研极细末，一次 5g，一日 2 次。

五诊（2004 年 11 月 7 日）：守上方服药至今。CT 复查右肺中叶小斑片较 2003 年 11 月 11 日略显增大，结节影无变化。继服上述散剂。

六诊（2007 年 12 月 10 日）：患者一直坚持中药治疗，至今病情稳定，生活如常，现年已 91 岁。以 2003 年 11 月 11 日方药为基础，随症加大黄 10g，火麻仁 10g，金银花 10g，菊花 10g，研极细末服用，一次 5g，一日 2 次。同时服用金水宝胶囊，一次 3 粒，一日 2 次。

2008 年 8 月 26 日随访：确诊肺癌后未做手术，单纯服用中药治疗迄今已 5 年 4 个月，生活质量尚属满意。

按：患者为肺癌合并肺炎，主要表现为干咳、咽喉不适、脉细，为肺阴虚，肺失宣降之故；纳少、脉弱为脾气亏虚之征；舌黯有瘀斑为气滞血瘀之征。辨证属气阴两虚，肺热络瘀。治以益气养阴，清肺解毒，凉血化瘀。治疗过程中，高教授以益气解毒抑瘤方作为基础方进行辨证加减。其中黄芪、白术、仙鹤草、甘草健脾益气，培土生金；北沙参、麦冬、百合、川贝、紫菀、桔梗养阴润肺止咳；鱼腥草、金荞麦、黄芩、土茯苓、白花蛇舌草、白屈菜、重楼清肺化痰，解毒消痈；红花、丹参、丹皮、赤芍、藕节、三七凉血化瘀。药后患者症状缓解，病情稳定，取得了满意的疗效。

本案患者由于年高体衰，确诊肺癌后家属拒绝手术，一直在高教授门诊就诊，单纯采用中药进行治疗。经高老调治后，不但临床症状得到明显缓解，生活质量也较满意，而且患者带瘤生存 5 年以上并达到 91 岁高龄，足以说明中医扶正祛邪兼顾治疗肺癌，采取终身伴随治疗的方案，以"人瘤共存"为治疗目标的合理性及有效性。

（王文娟　整理）

（二）肺癌手术及放化疗后案

董某，男，68岁，公司职员，2005年11月22日初诊。

主诉：肺癌术后2个月，咳嗽憋气。现病史：患者因肺癌2005年9月在某医院行左肺上叶切除术，术后行放、化疗，治疗后倦怠，乏力。既往有糖尿病病史10年，吸烟史50年，现已戒烟1年。刻下症见：胸闷，咳嗽，痰白不易咯出，口渴不欲饮，倦怠乏力，食纳尚可，二便自调，午后下肢浮肿。颜面轻度浮肿，面色灰黯，空腹血糖6.8mmol/L，胸片发现右侧肺气肿。舌质淡，苔薄白。脉细。

西医诊断：肺癌。

中医诊断：咳嗽（气阴两虚，瘀阻水停，毒热未清）。

治法：益气养阴，活血利水，清热解毒。

处方：黄芪30g，太子参10g，北沙参15g，丹参10g，土茯苓20g，炒槐花10g，炒白术10g，陈皮5g，猪苓10g，茯苓10g，三七粉3g（冲），白花蛇舌草10g，半枝莲10g，重楼10g，大青叶10g，14剂，水煎服。

二诊（2005年12月13日）：服药乏力好转，浮肿消失，面色转红润，咳嗽痰多，痰色黄白相兼，不易咳出。上方加鬼箭羽10g，白屈菜10g，川贝10g，莪术10g，继服14剂。

三诊（2005年12月27日）：药后咳嗽消失，痰量减少。继服上方14剂。另加金龙胶囊、血塞通软胶囊。

四诊（2007年11月20日）：按前方加减连续服药至今，患者一般情况良好，面色红润，精神饱满，纳食正常，无胸闷气憋，咳嗽咳痰消失，生活如常。有时自觉气短，善太息，劳作时稍有疲劳感，但仍能坚持。

处方：黄芪30g，炒白术10g，茯苓10g，丹参10g，白芍15g，仙鹤草15g，重楼10g，白屈菜10g，半枝莲10g，黄芩10g，香附10g，桔梗10g，甘草5g，14剂，水煎服。

五诊（2008年8月5日）：一般情况良好，连续服用中药至今。

处方：黄芪 30g，当归 10g，白芍 10g，炒白术 10g，重楼 10g，白屈菜 10g，白花蛇舌草 10g，枸杞子 10g，茯苓 10g，女贞子 10g，鱼腥草 10g，甘草 5g，三七粉 3g（冲服），14 剂，水煎服。

2009 年 10 月随访：患者肺癌手术后已 3 年零 11 个月，术后一直用中药治疗，无明显症状，仅偶有咳嗽和咽部不适感，目前生活状态良好，生活劳动均正常。

按： 患者为肺癌术后放化疗，见有倦怠乏力、口渴、脉细、舌淡，乃气阴两虚之象；浮肿、咳痰、胸闷、面色黯，为水停、痰阻、气滞、血瘀之象。高教授在益气解毒抑瘤方的基础上，加太子参、北沙参以益气养阴；三七、丹参养血凉血活血；陈皮理气化痰；猪苓利水；半枝莲、大青叶加强清热解毒之功。二诊时患者虚象改善，即于上方加鬼箭羽、白屈菜、川贝母、莪术以清热解毒，化痰肃肺，活血化瘀。其中鬼箭羽苦寒，破血通经、杀虫，《本经逢原》称其"专散恶血"，即有化散瘀滞抑瘤之效。三诊时患者痰热减轻，加服具有抗癌、活血作用的中成药以增强疗效。四诊、五诊时均以益气养血养阴，清热解毒为法，采用益气解毒抑瘤方加减化裁。患者坚持服用中药近 4 年，病情稳定。

本案患者于肺癌手术及放化疗后 2 个月就诊，因年龄较大，加之手术、放化疗损伤，气阴两虚之象明显。在正虚基础上又出现气滞、血瘀、停痰、留饮等病理变化，为虚实夹杂之证。高教授在治疗过程中抓住患者正虚毒蕴的基本病机，以益气解毒抑瘤方为基础方，针对患者的主症进行加减化裁。如阴血虚者，加北沙参、白芍、当归、枸杞、女贞子养阴养血；气滞者，加陈皮、香附理气；血瘀者，加丹参、三七活血；痰阻者，加陈皮、桔梗化痰；水停者，加茯苓、猪苓利水消肿；毒热重者，加土茯苓、槐花、大青叶、鱼腥草、黄芩等加强清热解毒。经过近 4 年的中药治疗，患者状态良好，未出现复发、转移。本案例充分说明，中医药在促进肿瘤患者手术及放化疗后恢复，防止肿瘤复发、转移方面具有明显的效果。

（王文娟　整理）

（三）肺癌化疗案

李某，男，77 岁，公务员，2004 年 11 月 30 日初诊。

主诉：胸闷咳嗽半年余。现病史：5 个月前患者因胸闷、憋气、心前区不适，在某医院检查诊断为左上肺周围性肺癌及肺癌胸膜转移。7 月 19 日住院，住院期间共抽胸水 6 次，约 4300mL，第 5、6 次抽胸水行局部化疗。6月～10 月共做化疗 4 个疗程，并口服紫杉醇 120mg。化疗后出现贫血、恶心、纳呆、倦怠乏力、失眠、脱发。既往有冠心病、高血压病史，服用倍他乐克、辛可、欣康、消心痛等药。刻下症见：面色苍白，神疲乏力，胸闷，咳嗽，晨起痰多，口淡无味，纳呆，失眠多梦，二便自调。血常规检查示：红细胞计数 3.4×10^{12}/L，白细胞计数 4.5×10^9/L，血红蛋白计数 111g/L，血小板 231×10^9/L，淋巴细胞 22.9%，中性粒细胞 74.7%。血压 150/75mmHg。胸片示：胸腔积液，左下肺膨胀不全，左肺上叶肺癌。24 小时心电图检查示：频发室上期前收缩，阵发性心房纤颤，间歇性 I 度房室传导阻滞，ST 段改变。舌质淡，苔薄白。脉沉细。

西医诊断：肺癌胸膜转移。

中医辨证：肺积（气阴两虚，毒热未清）。

治法：益气养阴，化瘀解毒。

处方：黄芪 20g，女贞子 10g，珍珠粉 3g，北沙参 15g，当归 10g，炒白术 10g，茯苓 10g，陈皮 6g，重楼 10g，白屈菜 10g，大青叶 10g，三七粉3g，7 剂，水煎服。

二诊（2004 年 12 月 7 日）：疲乏无力好转，精神好转，纳食增加，仍咳嗽有痰。

处方：黄芪 20g，北沙参 15g，当归 10g，白术 10g，茯苓 10g，猪苓10g，仙鹤草 30g，莪术 10g，桔梗 10g，山楂 10g，甘草 6g，30 剂，水煎服，日 1 剂。

三诊（2005 年 1 月 7 日）：共服上方 30 剂，CT 复查结果：未见胸水和肺气肿。左肺癌及左上肺结节与 5 月 28 日相比较有明显缩小。继服上方

14 剂。

四诊（2005 年 2 月 1 日）：再次进行化疗，出现阵咳，痰少，纳差。上方加黄芩 10g，泽泻 10g，山楂 10g，陈皮 10g，30 剂，可与化疗药同时服用。

五诊（2005 年 3 月 1 日）：服药后大便次数增加，便溏，胸闷，咳嗽。上方加丹参 10g。21 剂，水煎服，日 1 剂。

六诊（2005 年 3 月 22 日）：复查血常规基本正常，血压 135/80mmHg。守上方，随证加减使用过柴胡、白芍、川贝、紫菀、红花、五味子、橘红、苍术、车前子、鱼腥草等。

七诊（2006 年 11 月 22 日）：3 月 31 日复查肺部 CT，结果示左肺上叶尖后段见一结节影，大小约 3mm。守上方汤药加减伴随化疗治疗至今。开始口服金龙胶囊、血塞通软胶囊。

八诊（2007 年 3 月 9 日）：守上方服用至今。复查 CT，两肺与 2006 年相比无变化。患者诊断肺癌已 3 年 8 个月，进行化疗的同时一直用中药治疗，生活质量逐渐提高。目前生活状态基本正常，精神状况良好，乏力消失，面有光泽，纳食增加，咳嗽基本消失。继续守方治疗，加服金龙胶囊，一次 6 粒，一日 2 次。

九诊（2007 年 11 月 30 日）：守上方服用至今。患者一般情况良好，无明显症状。复查肺部 CT：左肺上叶肺癌较 2006 年无明显变化，右肺下叶结节影较前无变化。

处方：黄芪 30g，白术 10g，茯苓 10g，枳壳 10g，砂仁 6g，当归 10g，白屈菜 10g，鱼腥草 30g，黄芩 10g，桔梗 10g，法半夏 10g，百部 10g，陈皮 5g，重楼 10g，甘草 6g，浙贝母 10g，海浮石 10g，14 剂，水煎服。

十诊（2008 年 8 月 5 日）：守上方服用至今。偶有咳嗽，咽部不适，食纳尚佳，因天气燥热下午有倦怠感，生活自理，精神尚可。

处方：黄芪 30g，当归 10g，薏苡仁 10g，重楼 10g，白花蛇舌草 10g，金荞麦 10g，龙葵 15g，茯苓 10g，白屈菜 10g，桔梗 10g，丹参 10g，砂仁 6g，鱼腥草 30g，金果榄 10g，黄芩 10g，浙贝母 10g，海浮石 10g，三七粉 3g，藿香 10g，焦三仙 30g，14 剂，水煎服。

2009 年 3 月随访：患者自 2004 年 11 月至今连续服用中药已 4 年 5 个月，生活质量良好，体质状况良好，肺癌无发展，疗效稳定。

按：患者年龄较大，病情较重，化疗前已有胸水，化疗后又出现贫血、恶心、纳呆、乏力、失眠、脱发等副作用，伴有咳嗽痰多、胸闷等症状。高教授认为患者证属气阴两虚，毒热未清，脾胃失和，前两诊以益气解毒抑瘤方去薏苡仁、白花蛇舌草，加女贞子、北沙参、当归滋阴养血、清热润肺；加陈皮、山楂理气和胃、开胃消食；加猪苓、桔梗利湿化痰；加三七粉、莪术散瘀和血；加珍珠粉益阴清心肝之火、解毒敛疮，现代研究证明其有明确的抗癌作用；加大青叶清热解毒。此后数诊高教授均以此方为基础随证加减，曾先后使用过养阴补血药五味子、丹参、白芍；清热药黄芩、柴胡、鱼腥草、金荞麦、金果榄、龙葵；化痰止咳药川贝母、浙贝母、紫菀、橘红、半夏、百部、海浮石；祛湿药泽泻、苍术、车前子、藿香、薏苡仁；理气消食药枳壳、砂仁、焦三仙。此外，还配合使用抗癌中成药金龙胶囊，活血化瘀中药血塞通软胶囊。患者化疗期间配合服用中药平稳完成化疗，共坚持服用中药 4 年多，诸症改善，生活质量提高，病情得到有效控制。

本案患者年高体衰，病情较为复杂，除了肺癌常见的胸闷、咳嗽、咳痰等症状外，还有胸水、贫血、胃肠道反应等诸多症状。高教授抓住患者气阴两虚，毒热未清的病机特点，以益气解毒抑瘤方为基础，同时针对不同诊次患者的主症进行加减化裁。治疗过程中他分别运用了补肺、润肺、宣肺、清肺、泻肺、降肺、敛肺等治肺七法，还配合健脾和胃、化痰祛湿等法，通过调理脾胃达到培土生金的作用。高教授嘱咐患者化疗期间同时服用中药，因此患者在治疗过程中顺利完成化疗。患者坚持服用中药 4 年多，病情稳定，生活质量较好，为临床显效。本案例提示我们：化疗期间配合使用中药能明显减轻化疗药引发各种毒副反应，有助于患者顺利完成化疗疗程；患者采用中药伴随治疗，对于提高生活质量，控制病情进展具有明显的效果。

（王文娟　整理）